Être un soignant heureux : le défi

Fluidifier les relations et apprivoiser les émotions

Chez le même éditeur

C. Curchod *Relations soignants-soignés : prévenir et dépasser les conflits*, 2009, 224 pages.

R.-E. Migliorino, *Infirmier en milieu carcéral*, 2009, 88 pages.

P. Gaurier, *Quand les soignants témoignent*, 2009, 216 pages.

J. Quevauvilliers, G. Perlemuter, L. Perlemuter, *Dictionnaire médical de l'infirmière: encyclopédie pratique*, 8e édition, 2009, 1136 pages.

G. Perlemuter, L. Perlemuter, *Guide pratique de l'infirmière*, 2e édition, 2008, 1600 pages.

P. Hallouët, J. Eggers, E. Malaquin-Pavan, *Fiches de soins infirmiers*, 3e édition, 2008, 650 pages.

S. Rézette, *Psychologie clinique en soins infirmiers*, 2008, 184 pages.

P. Hallouët, *Mémo-guide infirmier : les 100 fiches essentielles*, 2007, 352 pages.

Être un soignant heureux : le défi

Fluidifier les relations et apprivoiser les émotions

Claudine Carillo

ELSEVIER
MASSON

« Les dessins se trouvant dans l'ouvrage ont été réalisés par un aide soignant. Ils ont pour but de dédramatiser des situations parfois difficiles, au même titre que les fous rires partagés entre soignants dans les salles de soin ou de pause, parenthèses indispensables pour se ressourcer ».

Les dessins ont été réalisés par Luc Blaise.

ISBN : 978-2-294-70876-3

Elsevier Masson SAS, 62, rue Camille-Desmoulins, 92442 Issy-les-Moulineaux cedex
www.elsevier-masson.fr

Remerciements

Ce livre est une œuvre collective. Il n'aurait pas vu le jour sans la participation directe et indirecte de nombreuses personnes.

Je remercie les soignants rencontrés au cours des formations que j'anime. Ces femmes et ces hommes m'ont fait découvrir leur métier, m'ont enrichi lors de nos échanges au fil des années. Leurs témoignages m'ont souvent ému. Ce livre est un hommage à leur travail.

Je remercie les responsables de formation, les cadres de santé, les directeurs de soin qui me renouvellent leur confiance dans une relation de partenariat constructive.

Je souhaite exprimer toute ma gratitude à Olivier Humbert. Il m'a suggéré l'écriture de ce livre.

Je remercie de tout cœur Xavier de la Tribonnière pour la rédaction de la préface, ses encouragements de longue date et les échanges d'idées pour l'analyse de certains cas cliniques.

Je remercie Benoît Massin. Il a réveillé mon rêve d'enfant et accompagné mes premiers pas dans l'écriture.

Je remercie Luc Blaise pour les dessins, les fous rires partagés et ses suggestions avisées.

Je remercie chaleureusement toutes les personnes qui ont participé à la relecture d'un paragraphe ou d'un chapitre ou du manuscrit : Paulette Fléchet, Pascale Bellou, Sylvie Pédebas, Raymond Caux, Gilles Carillo, Dominique Salvador, Marieke Hazard, Marie G. Merlet-Carteau.

Je remercie Annie Carillo pour ses bons petits plats, certains jours d'écriture.

Je remercie mon éditrice qui m'a fait confiance.

Je remercie tous ceux qui m'ont encouragé au cours de cette belle aventure.

Préface

Être un soignant heureux : le défi. Quoi de plus naturel pour celle ou celui qui a choisi ce beau métier ! Et pourtant, la chose ne paraît pas si simple... Car être heureux nécessite des relations harmonieuses, donc un savoir faire et un savoir être qui sont souvent peu enseignés au cours des cursus de formation initiale, que l'on soit médecin, infirmier(e), aide soignant(e)... Être un bon technicien demande déjà beaucoup d'efforts, et on nous demanderait en plus de devenir psychologue ? Non, il ne s'agit pas de cela, il convient juste de savoir gérer des situations délicates, ce qui fait partie intégrante du soin. Là se trouve le défi !

Pour se convaincre que le bonheur n'est pas forcément dans le pré du soignant et que le sujet est peu abordé en tant que tel, il suffit de se mettre en quête de références. Si tant est qu'Internet devienne notre dictionnaire commun, certes insuffisant voire parfois approximatif, je n'ai pas résisté à l'envie de glaner quelque information là-dessus. Et quelle ne fut pas ma surprise de constater après avoir tapé les deux mots clé « bonheur » et «soignant» qu'il fallait attendre la cinquième page sur un moteur de recherche bien connu pour trouver un site assez structuré qui traitait de ce thème... enfin presque : il s'agissait du mal-être des soignants ! De même, « soigner » et « bonheur » n'amenaient que des sites traitant de l'art de se soigner soi-même, de soigner son enfant, son corps, ses relations, ses animaux, ses plantes... Rien sur l'art de soigner et d'être heureux.

Même si beaucoup de soignants témoignent de leur satisfaction à exercer leur profession, il n'en reste pas moins qu'ils sont souvent en difficulté face au patient. Car il ne s'agit plus « d'ordonner » au malade un traitement ou des conseils d'hygiène, il faut également l'écouter, le convaincre éventuellement et l'aider à surmonter les émotions qu'il peut traverser. Et c'est là que les qualités humaines font la différence. Elles demandent de l'ouverture d'esprit et de cœur, et du temps. Si cette ouverture demande à être dilatée, le temps, lui, semble se compresser à mesure que les années passent au rythme d'une rentabilité de l'établissement de santé qui cherche lui-même à survivre, d'une qualité des soins toujours davantage requise, d'une technicité toujours plus complexe. En parallèle, l'exigence du patient s'accroit d'autant qu'il tolère de moins en moins souffrir, avoir mal, être angoissé, attendre. Il apporte parfois à l'intérieur des murs de l'hôpital, le malaise ambiant d'une société pressurisée, trop souvent angoissée, agressive et intolérante.

Il fallait donc bien un livre pour nous éclairer sur les manières d'être et de se comporter afin d'être heureux tout en soignant. Comment rester zen, ne pas tomber dans la marmite du stress, ne pas être maltraité ? Face aux situations difficiles, le soignant est souvent seul. Mais il existe des solutions…

Ce livre offre une superbe opportunité pour beaucoup de soignants d'explorer leur pratique et de prendre conscience de certaines subtilités de la relation humaine afin qu'ils ne s'engouffrent pas dans le tourbillon négatif des débordements émotionnels.

Quatre thèmes sont ici proposés: l'exploration de la relation soignant –soigné, soignant-famille et soignant-soignant, ainsi que la gestion du stress et des émotions. Ces trois relations interpersonnelles sont pourvoyeuses de beaucoup de satisfactions, mais elles peuvent être aussi infernales. L'auteur relate des situations vécues qu'elle analyse avec nous et donne un éclairage nouveau, parfois paradoxal. Elle nous propose des attitudes et des comportements qui facilitent l'apaisement et la diminution de la souffrance pour le patient et le soignant. Elle fait référence à des techniques de communication et de psychologie appliquée émanant de différentes écoles de pensées, comme la PNL (Programmation neurolinguistique), l'analyse transactionnelle, l'école de Palo Alto, la communication non violente…, ainsi qu'à des principes de gestion du stress. Par delà les conseils pratiques, l'analyse des situations n'en est pas moins fine et subtile. Et l'auteur n'hésite pas à agrémenter son discours de considérations philosophiques, chose bien naturelle pour qui parle de quête du bonheur.

Claudine Carillo nous invite au fil des cas présentés, à prendre conscience des risques de prise de pouvoir et de projections inconscientes sur autrui. Elle souligne la différence essentielle entre sympathie et empathie. Elle aborde le système des valeurs et du sens, qui engendrent en chacun de nous la cohérence et l'action, nous enseigne que le dialogue entre deux personnes requiert de subtils ajustements comme une musique qui, pour être juste, nécessite d'être harmonisée. Le non verbal prend ici une place considérable avec lequel il est possible de jouer. Elle souligne également les distances si importantes à respecter entre nous dans les relations professionnelles et personnelles.

L'éducation thérapeutique est abordée en tant que nouvelle approche structurante afin d'aider le patient à participer activement à sa prise en charge. Le soignant et le soigné deviennent alors partenaires et chacun joue son rôle pour la réussite du projet commun : la guérison ou l'atténuation des souffrances.

Aux confins du malaise au travail se trouve la maltraitance. Sujet épineux et délicat qui n'est jamais loin lorsque s'instaurent entre des sujets des relations de pouvoir avec son lot de projections, de besoins de reconnaissance, de séduction voire de manipulation. Le Rubicon est parfois dépassé dans le domaine moral et parfois sexuel. Également, poussé au bout de lui-même, le soignant qui « veut bien faire » peut rencontrer la saturation, le surmenage, voire la dépression ; c'est le fameux *burn-out*.

Tout ceci ne doit pas nous faire oublier que la vie hospitalière n'en reste pas moins agrémentée de moments délicieux, de rires, de sourires, qui constituent autant de petits bonheurs pour peu que l'on s'en aperçoive.

Claudine Carillo nous distille dans un style vif et direct, des connaissances approfondies sur la relation humaine acquise au cours de sa formation de psycho-sociologue, de son expérience professionnelle de formatrice dans le monde hospitalier, mais également lors de sa recherche personnelle. Les remarques humoristiques qui émaillent cet ouvrage sont autant de sourires qui allègent le propos et montrent que la dédramatisation est souvent efficace.

À qui s'adresse ce livre ? À tout soignant qui a envie d'améliorer sa relation à autrui, aux infirmier(e)s, aides soignant(e)s, médecins mais également aux assistantes sociales, diététiciens, brancardiers, secrétaires médicales… sans oublier les étudiants dans les filières de santé. Si Voltaire a dit « J'ai décidé d'être heureux car le bonheur est bon pour la santé », ne devrait-on pas, en tant que soignant, développer notre compétence relationnelle en utilisant notre intelligence et nos émotions, afin de mieux vivre au sein de l'hôpital, avec les personnes malades, leur famille et nos collègues ? Et si notre bien-être individuel produit paix et harmonie en nous, autour de nous et par extension dans le monde, cela ne deviendrait-il pas un enjeu écologique ? Tout un sujet qui nous motive à déguster cet ouvrage avec bonheur.

Dr Xavier de la Tribonnière
Médecin hospitalier, Formateur en éducation à la santé

Sommaire

Introduction

Le contexte actuel des établissements de santé

Les établissements de santé connaissent d'importants bouleversements.

La procédure de certification des établissements de santé (anciennement « accréditation ») se poursuit avec les visites d'évaluation des experts de l'HAS (Haute Autorité de santé). Le personnel des services est sous pression, du chef de service à l'agent d'entretien, à chaque audit.

La mise en place du plan « Hôpital 2007 » introduit une nouvelle gestion qui modifie radicalement les modes de travail du milieu hospitalier. La T2A, tarification à l'activité qui remplace la dotation globale, la réorganisation interne des établissements avec les restructurations des services par pôles d'activité (nouvelle gouvernance hospitalière qui fait partie des mesures du plan Hôpital 2007), le parcours de soins coordonnés, le dossier médical personnel, l'évaluation des pratiques professionnelles, autant de mesures qui remettent en question les habitudes de travail, heurtent les mentalités et parfois les valeurs éthiques des soignants.

Les turbulences traversées par les soignants

J'exerce le métier de formatrice consultante en relations humaines auprès des établissements de santé, sociaux et médico-sociaux, publics et privés, depuis vingt ans.

Responsable d'un organisme de formation et de conseil, je coordonne une équipe de formateurs. Le désir d'écrire ce livre est né en écoutant les professionnels de la santé au cours des formations que j'anime et en observant l'évolution de leur contexte de travail et de leurs pratiques.

En effet, je constate sur le terrain, un malaise des soignants de plus en plus important à travers les faits suivants :

- le turn-over (rotation) très important du personnel (dans certains services, une infirmière qui a un an d'ancienneté est considérée comme un « pilier »),
- le non-remplacement du personnel (les hôpitaux de Paris – APHP – ont indiqué avoir 600 postes d'infirmiers vacants en septembre 2007 et le taux de postes d'infirmière vacants dans les services de gériatrie s'élèverait à 11 %. La direction de l'Assistance publique des hôpitaux de Marseille estime qu'il manque 180 infirmières soit 10 % des effectifs),

- le départ du personnel infirmier des établissements publics (ceux qui quittent l'hôpital vont travailler soit en libéral, soit dans un établissement privé qui propose des salaires et des primes plus élevés),
- l'absentéisme lié à la démotivation est en augmentation.

Les soignants se disent de plus en plus découragés voire démotivés. Les causes du malaise et de la souffrance au travail invoquées le plus souvent sont :

- la perte de sens de son rôle de soignant,
- la confrontation à des logiques difficiles à concilier (confort du patient, notoriété, évolution de carrière, écoute des familles, économie de moyens...)
- la mise à mal des valeurs soignantes par la logique de rentabilité,
- les changements dans les pratiques professionnelles dus aux nouvelles technologies (moins de temps passé auprès du patient, plus de temps passé devant un ordinateur à remplir des dossiers),
- la cotation, dans le cadre de la T2A, uniquement des actes techniques (la dimension relationnelle au malade n'est pas prise en compte),
- une charge de travail plus importante due au non-remplacement du personnel...

Une étude a été menée auprès de 14 CHG et CHU en France dans le cadre du projet PRESST (projet pour promouvoir en Europe santé et satisfaction des soignants au travail, initié par les instances de l'Union européenne). Elle avait pour objectif d'analyser les raisons et les circonstances des départs prématurés des professionnels paramédicaux de leur profession.

Le résultat de l'enquête a confirmé que 15,7 % des soignants interrogés ont pensé à un abandon définitif de la profession « quelques fois par mois », « quelques fois par semaine » ou « tous les jours ».

« Si les infirmières renoncent à cette profession qu'elles ont choisie, c'est, in fine, parce qu'elles ne retrouvent pas les possibilités d'exercer en accord avec leur formation à la « démarche de soins » et à la « prise en charge globale du malade », valeurs fondamentales de la déontologie. En quelque sorte, il apparaît légitime de composer avec ce qui relève des contraintes socioéconomiques générales, mais illégitime de s'accoutumer à ce qui atteint le cœur du métier. »[1]

Les causes du stress et du « burn out », cet épuisement professionnel si souvent cité dans le milieu soignant, sont diverses :

- conflits au sein des équipes ou inter équipes,
- conflits de valeurs ou de logique entre médecins et infirmières ou entre soignants et personnel administratif,
- patients et familles de plus en plus exigeants, très informés ou mal informés,

1 Estryn-Behar M. et al., *Droit Déontologie et Soin 7*. Elsevier Masson, 2007.

- charges psychologiques très fortes avec des pathologies lourdes (polytraumatisés, sclérose latérale amyotrophique...), enfants ou adultes en fin de vie, décès en nombre important dans certains services (hématologie, cancérologie),
- responsabilisation du personnel sur la réalisation de ses actes et parallèlement, moins (ou pas) de temps d'encadrement du nouveau personnel, accélération du rythme de travail, « technicisation » du travail soignant, absence des cadres sur le terrain « happés » par la mise en place des nouvelles réglementations.

Les mots « déshumanisation » et « bureaucratisation » dus à la « traçabilité » exigée, reviennent fréquemment dans les échanges. À cela se rajoute la nécessité de faire plusieurs choses à la fois et d'être souvent interrompu dans son travail[2].

Le projet du livre part d'un constat : des livres ont été écrits par des médecins sur l'hôpital[3] mais relativement peu par des infirmières ou des aides-soignantes. Des enquêtes et des études rédigées par des psychologues[4] dans le milieu de la santé ne sont pas toujours d'un accès facile pour un public large. Ce livre veut donner la parole aux soignants non-médicaux qui représentent plus de 70 % du personnel des établissements de santé[5].

Le but du livre

Le but du livre est d'aider les soignants à maintenir leur motivation ou à retrouver le plaisir de travailler et à faire face à leur malaise. J'apporte des réponses simples et concrètes aux questions les plus fréquemment posées par les soignants. Je propose des solutions pour faciliter les relations humaines, relations avec les patients, avec les familles, entre professionnels, en tenant compte du contexte actuel des établissements de santé. Ce livre s'appuie sur de nombreux témoignages de situations difficiles vécues par les soignants et récoltés au cours de ces dernières années. J'ai sélectionné les situations les plus représentatives de la réalité du monde de la santé. Après la présentation de chaque exemple, je propose une analyse puis les actions concrètes. Il ne s'agit pas d'écrire un livre de plus sur la communication interpersonnelle ou la souffrance au travail. Il s'agit d'appliquer différentes approches de la communication et de la gestion du stress au contexte très spécifique des soignants.

---

2 Cohidon C. et Santin G., Enquête : Santé mentale et activité professionnelle dans l'enquête décennale Santé 2003 de l'INSEE, INVS (Institut de veille sanitaire) 2007.

3 Vasseur V., Hirsch E., *L'hôpital en danger*. Flammarion, 2005.

4 Enquête réalisée par Pascale Molinier, citée dans *Les enjeux psychiques du travail*, Petite Bibliothèque Payot, 2006.

5 Estimation INSEE 2005.

Le contenu est en lien direct avec les préoccupations et la culture des soignants. Les apports théoriques et méthodologiques sont toujours proposés pour répondre à un problème précis.

Je n'ai pas la prétention de résoudre tous les problèmes. Je traite des difficultés individuelles et relationnelles. Je ne propose pas de réponse aux malaises liés à la politique générale de santé ni aux stratégies de gestion des établissements publics ou privés.

En bref, ce livre a un objectif : aider à (re)donner du sens, du plaisir, de l'aisance aux soignants en perte de repères dans un contexte déstabilisant.

À qui s'adresse ce livre ?

Ce livre s'adresse aux soignants travaillant dans des établissements de santé publics ou privés (cliniques, CHU, hôpitaux locaux, HEPAD, maisons de retraites médicalisées...) Les situations exposées dans le livre sont représentatives des difficultés rencontrées au quotidien par les infirmières, les aides-soignants, les brancardiers, les kinésithérapeutes, les manipulateurs de radiologie, les cadres de santé, mais aussi, les médecins, les assistantes sociales, les orthophonistes, les diététiciennes. Bref, tout le personnel œuvrant auprès des patients et de leur famille et travaillant en équipe. Si l'on exclut les relations avec la hiérarchie, ce livre peut intéresser aussi les infirmiers et médecins libéraux.

Le canevas du livre

Cinq thèmes sont traités :

1. Les relations des soignants avec les patients.
2. La bientraitance et la gestion de la violence.
3. La coopération entre les soignants et les familles.
4. Les relations professionnelles.
5. Le stress et les émotions.

Pour chacun des thèmes et tout au long du livre, je propose le même canevas :

- Le témoignage d'un soignant décrivant une relation difficile représentative des situations rencontrées par les soignants.
- L'analyse de la situation, des enjeux, des difficultés.
- Les objectifs pour le soignant dans cette situation.
- Les actions concrètes à mettre en place.
- Les erreurs à éviter.
- Les points de vigilance essentiels.

Au cours de l'analyse de la situation présentée puis dans la phase suivante de propositions d'actions concrètes, j'apporte des éclairages : démarches, méthodes, outils, brefs apports théoriques. Ces apports s'inspirent d'approches théoriques différentes et complémentaires : l'approche systémique (E. Morin), l'approche stratégique (M. Crozier, E. Friedberg), l'école de Palo Alto (P. Watzlawick), la PNL (Bandler, Brinder), la communication non-violente (M. Rosenberg), mais aussi des regards venant de la philosophie antique et moderne (Épictète, A. Comte-Sponville).

Les études de cas présentées sont représentatives de difficultés que rencontrent les soignants dans leur quotidien.

Les témoignages sont réels mais les noms et prénoms ont été changés et le contexte modifié pour que l'on ne puisse pas reconnaître les personnes.

Le lecteur peut lire l'ouvrage dans l'ordre qu'il souhaite, mais dans chaque cas, j'ai développé uniquement les dimensions essentielles en lien avec la problématique évoquée. Par exemple, les informations données dans le premier cas sur la communication non-verbale et le processus ne seront pas systématiquement rappelées dans les autres cas.

Le but n'est pas de décrire TOUTES les situations rencontrées par les soignants mais des situations fréquemment évoquées et de partager avec eux des réflexions et des pistes d'actions.

Mon objectif est d'apporter des pistes de réflexion et des repères afin d'enrichir la pratique professionnelle. Mon désir est de permettre aux soignants de confronter leurs pratiques à celles d'autres professionnels en butte aux mêmes réalités. S'inspirer, se ressourcer, facilite en situation réelle la mise en place d'actions créatives adaptées à chaque patient.

Lorsque j'anime des formations, je favorise les échanges d'expériences et la mise en commun des compétences de chacun. Nous confrontons les idées, des points de vue, les perceptions avec, pour règle d'or, l'écoute, le respect et la confidentialité. Le but est que chacun des soignants reparte avec le sentiment d'avoir pu s'exprimer en toute liberté, d'avoir été entendu avec bienveillance, enrichi de pistes de réflexion et d'actions apportées par les autres professionnels et la formatrice.

J'ai rédigé ce livre comme si je m'adressais à un soignant avec qui j'échange. Ce livre est donc écrit dans un style simple et direct.

I

Soignants-patients : une relation singulière

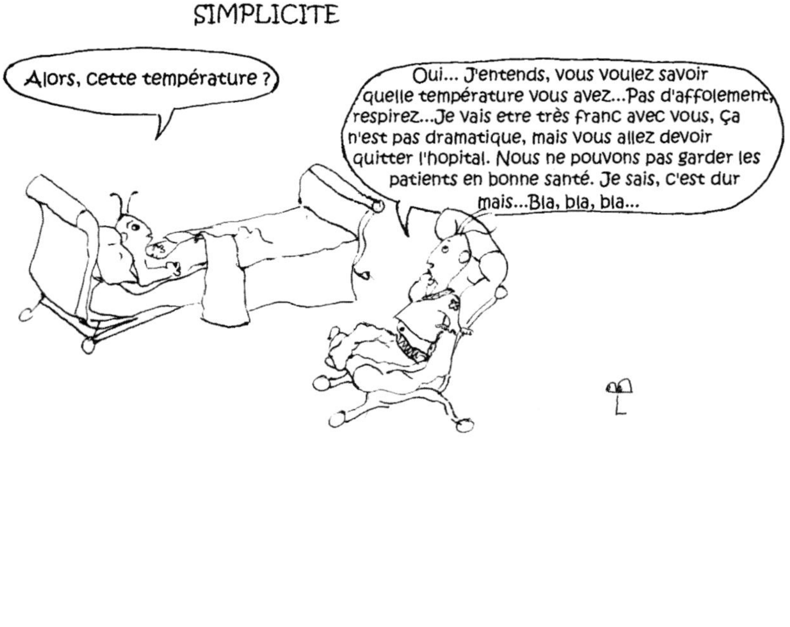

Le plaisir de devenir soi-même passe par le lien que l'on tisse avec les autres.

Boris Cyrulnik, neurologue, psychiatre

Les métiers des soignants ont beaucoup évolué ces dernières années. Si l'origine du métier d'infirmière est la « bonne sœur », l'infirmière d'aujourd'hui a, au minimum, trois années d'études très pointues derrière elle. Les rééducateurs doivent aussi constamment s'adapter aux progrès techniques dans leur pratique. Les aides-soignants jouent un rôle important, par exemple, dans la prévention des maladies nosocomiales ou la prise en charge globale du patient. Avec l'avancée des connaissances scientifiques, les médecins proposent des traitements et des interventions de plus en plus efficaces. Les médecins conservent une forte « aura » auprès du public et des autres soignants, même si ces derniers s'en défendent.

Par ailleurs, avec la multiplication des médias, les patients s'informent sur leur pathologie et les traitements. Ils sont parfois plus informés que les soignants des résultats des dernières recherches, mais très informés ne veut pas toujours dire bien informés ! L'information peut être déformée, interprétée, partielle ou sortie de son contexte !

Si les soignants sont encore très bien perçus et considérés par le public, il n'en demeure pas moins que les mœurs et les mentalités changent. Puisque la médecine a fait des progrès, les médecins sont censés vaincre la maladie quelle qu'elle soit, la douleur et la mort. Les soignants disent être de plus en plus confrontés à des patients et des familles qui demandent des explications précises sur la maladie, qui veulent comprendre et être informés des différents traitements possibles et des risques encourus. Ces professionnels peuvent comprendre cette demande d'information. Par contre, ils supportent mal les comportements d'incivilité ou d'impolitesse, de plus en plus fréquents dans certains services. Au quotidien, les soignants sont heurtés par des remarques formulées avec agressivité, surtout lorsqu'elles portent sur des aspects secondaires des hospitalisations : la nourriture, la télévision, la chambre particulière, les horaires de visite…

La maladie provoque un bouleversement parfois radical pour le patient et ses proches.

Entrer dans un établissement de santé peut être une plongée angoissante dans l'inconnu : les labyrinthes de couloirs, les odeurs suspectes, les informations et actes contradictoires, le défilé de personnes en blanc, les attentes interminables, les obligations familiales, les enfants qui hurlent, les hospitalisations programmées et déprogrammées, l'incompréhension des termes et des protocoles, les changements de traitement, les urgences impromptues, la maladie chronique, les pronostics sombres, les sous-entendus, la douleur latente, la dépendance physique, la peur de la déchéance ou de la mort…

D'autres fois, de jeunes patients ressortent joyeusement trois jours plus tard, un appendice en moins et des cadeaux en plus !

Je vais présenter quatre situations tirées de témoignages réels. Ces exemples sont représentatifs de difficultés que rencontrent les soignants dans leur quotidien auprès des patients.

1 Une patiente en colère : le temps d'attente est trop long

C'est plus rapide en prenant plus de temps.
Dicton anglais

Témoignage d'un soignant

Patricia, aide-soignante : « *Une nuit, je rentre dans une chambre double pour enlever le bassin d'une patiente d'une soixantaine d'années. Elle a subi une intervention bénigne à la cheville. À peine entrée, elle se met à m'insulter : "Vous êtes sans cœur, vous laissez les gens seuls, à souffrir, vous me laissez des heures sur un bassin, dans un lit, après une intervention, avec des douleurs". J'essaie de la calmer : "Mais non, ça fait moins de vingt minutes. Vous n'êtes pas toute seule dans le service". Elle crie encore plus : "J'aimerais bien vous y voir, vous êtes une incapable, mon lit est trempé, puisque c'est comme cela, je vais porter plainte". En m'approchant, je m'aperçois qu'en voulant retirer elle-même le bassin, elle l'a renversé dans son lit qui est mouillé. Je lui dis en parlant plus fort et en durcissant le ton qu'elle aurait pu m'attendre cinq minutes de plus. Je suis ulcérée. Elle me donne du boulot supplémentaire et en plus elle m'insulte ! C'est insupportable d'être traitée comme cela ! C'est injuste ! En sortant de la chambre, je n'en pouvais plus, je suis allée pleurer un bon coup !* »

Analyse

Voici une analyse possible de cette situation. Nous pouvons faire quelques hypothèses.

1. Cette patiente a peut-être réellement souffert en étant sur le bassin. Une intervention bénigne peut provoquer des douleurs.
2. Le temps lui a semblé très long. Nous savons que la notion de temps est très subjective et différente selon le contexte. Avez-vous remarqué comme le temps passe beaucoup plus vite dans les moments heureux ?
3. Cette dame exagère beaucoup car elle est emportée, aveuglée par l'émotion.
4. À soixante ans, elle a probablement peur de vieillir et d'être confrontée à la dépendance et à la déchéance du corps. Elle est très vexée ou/et gênée,

voire humiliée d'avoir souillé ses draps. D'autant plus que Patricia, l'aide-soignante, a découvert plus tard que la voisine de chambre avait fait des commentaires sur l'odeur d'urine.

5. Patricia commence à parler en disant « non » : la dame ne s'est pas sentie entendue dans son désarroi. Sa colère cachait peut-être une grande honte.

Objectifs

Tout d'abord, l'objectif est de garder son calme, de réussir à ne pas se laisser contaminer par la colère de l'autre pour son propre confort et bien-être et pour être efficace. Ensuite, il s'agit de comprendre les motifs de la colère de la personne, de désamorcer l'agressivité et s'il y a lieu, de répondre à sa demande.

Pistes d'actions

Écoutez la personne

Si la personne est emportée par l'émotion, par la colère, elle ne peut pas vous entendre. L'émotion la coupe du raisonnement logique, la coupe de la réalité, des autres. Souvent, nous disons « elle ne veut pas entendre » ou « il n'entend que ce qu'il veut ». Non ! Il entend ce qu'il peut ! Quoi que vous disiez, les paroles les plus intelligentes (cela va de soi !), les plus sensées, il ou elle ne vous entendra pas !

Donc écoutez-la parce qu'elle ne peut pas, pour l'instant, vous entendre. Vous lui permettez ainsi de « vider son sac », d'extérioriser ses tensions. Il est probable qu'elle soit moins tendue ensuite, plus disposée à vous écouter. De toute façon, prendre la parole quand le patient est emporté en s'opposant à ce qu'il dit, c'est comme mettre de l'huile sur le feu ! Certains d'entre vous pensent : « Mais je n'ai pas le temps d'écouter le patient, je n'ai pas que cela à faire ! » D'accord ! Faites l'expérience de façon objective. N'écoutez pas le patient en colère, dans dix situations, et écoutez le patient dans dix autres. Chronométrez le temps nécessaire pour résoudre le problème et observez le résultat obtenu. Dans le but de gagner du temps, nous cherchons à reprendre très vite la parole pour argumenter et convaincre. C'est alors un « langage de sourds » où personne n'écoute. La tension augmente et nous perdons beaucoup de temps au lieu d'en gagner.

Enfin, en écoutant le patient, vous allez obtenir des informations à travers ce qu'il dit. Ces informations pourront vous aider à comprendre le problème ou à repérer ce qui est important pour lui. Vous pourrez alors, quand il aura apaisé sa colère, lui présenter la situation de façon qu'il puisse l'entendre.

Posez-vous les questions suivantes

« Est-ce à moi, personnellement, en tant qu'individu, que cette colère, ces paroles, ces critiques voire ces insultes, sont adressées ? Suis-je concerné personnellement ? Ou suis-je concerné en tant que professionnel travaillant dans cet établissement ? Puis-je voir que je "prends pour moi" des remarques qui ne sont que l'expression du malaise, de la colère de l'autre ? ». La personne ne me voit pas, moi (l'ego en prend un coup !), mais elle voit ou croit voir ce qu'elle projette sur moi. Elle projette sur moi sa vision de la situation teintée de ses croyances, ses peurs, son histoire et cela l'empêche de me voir réellement.

Cadeau d'insultes[1]

Près de Tokyo vivait un grand samouraï, déjà âgé, qui se consacrait désormais à enseigner le bouddhisme zen aux jeunes. Malgré son âge, on murmurait qu'il était encore capable d'affronter n'importe quel adversaire.

Un jour arriva un guerrier réputé pour son manque total de scrupules. Il était célèbre pour sa technique de provocation : il attendait que son adversaire fasse le premier mouvement et, doué d'une intelligence rare pour profiter des erreurs commises, il contre-attaquait avec la rapidité de l'éclair.

Ce jeune et impatient guerrier n'avait jamais perdu un combat. Comme il connaissait la réputation du samouraï, il était venu pour le vaincre et accroître sa gloire.

Tous les étudiants étaient opposés à cette idée, mais le vieux Maître accepta le défi.

Ils se réunirent tous sur une place de la ville et le jeune guerrier commença à insulter le vieux Maître. Il lui lança des pierres, lui cracha au visage, cria toutes les offenses connues – y compris à ses ancêtres.

Pendant des heures, il fit tout pour le provoquer, mais le vieux resta impassible. À la tombée de la nuit, se sentant épuisé et humilié, l'impétueux guerrier se retira.

Dépités d'avoir vu le Maître accepter autant d'insultes et de provocations, les élèves le questionnèrent :

- Comment avez-vous pu supporter une telle indignité ? Pourquoi ne vous êtes-vous pas servi de votre épée, même sachant que vous alliez perdre le combat, au lieu d'exhiber votre lâcheté devant nous tous ?

- Si quelqu'un vous tend un cadeau et que vous ne l'acceptez pas, à qui appartient le cadeau ? demanda le samouraï.

- À celui qui a essayé de le donner, répondit un des disciples.

- Cela vaut aussi pour l'envie, la rage et les insultes, dit le Maître. Lorsqu'elles ne sont pas acceptées, elles appartiennent toujours à celui qui les porte dans son cœur.

1 Paolo Coelho, revue psychologie, février 2001.

C'est effectivement difficile d'analyser ce qui se passe, de se poser des questions dans une situation qui nécessite une action immédiate. Je vous propose de vous entraîner à cette démarche lors de situations simples, lorsque l'impact émotionnel n'est pas trop important. Cela est valable pour tout ce que nous allons aborder ensemble. Il s'agit d'acquérir de nouveaux comportements réflexes, de nouvelles habitudes, d'élargir nos capacités de communication par une meilleure connaissance de soi et une plus grande capacité d'adaptation aux situations et aux autres.

Tout en écoutant la personne, restez centré sur votre respiration et les sensations de votre corps

Pourquoi ? Pour garder votre calme. Si vous êtes « emporté » émotionnellement, il vous sera difficile voire impossible d'adapter votre comportement à la situation et aux besoins du patient pour jouer votre rôle efficacement. Votre attitude sera une réaction « mécanique » à votre impulsion émotionnelle. Nous disons dans ces cas-là : « C'était plus fort que moi ». Nous devrions plutôt dire : « Mes émotions étaient plus puissantes que mon intention ».

Émotions, respiration et ressenti physique

Susana Bloch, psychobiologiste chercheur au CNRS, explique qu'à chaque émotion fondamentale (peur, joie, colère, tristesse) correspond non seulement une expression faciale ou une posture mais également un rythme respiratoire. « Le rythme respiratoire est si important qu'il est possible d'induire un état émotionnel voulu en invitant le sujet à en reproduire la respiration caractéristique ». L'inverse est vrai. Des chercheurs ont suggéré à des comédiens de ressentir un état de tristesse tout en gardant les bras ouverts en extension et la tête relevée en arrière. Les comédiens ne réussissaient pas à ressentir la tristesse tant qu'ils restaient dans cette position. « L'ensemble de ces observations montre clairement qu'il existe au cours des états émotionnels, une interdépendance unique entre un certain rythme respiratoire, une expression posturale et faciale donnée et une expérience interne (subjectivité). Nous appelons cet ensemble le modèle effecteur émotionnel »[1].

Lorsque nous sommes en colère, le rythme respiratoire est ample, nous ressentons des tensions dans les membres, des palpitations cardiaques, nous transpirons.

Si nous sommes tristes, notre respiration sera réduite, de faible amplitude, « haute », uniquement au niveau de la poitrine.

« Si nous nous limitons aux quatre émotions fondamentales, peur, tristesse, colère et joie, le ressenti corporel que nous pouvons avoir de leurs manifestations

---

1 Susana Bloch.

physiologiques nous donne des indications assez précises. Elles constituent deux paires opposées : deux émotions chaudes et expansives (joie et colère), deux émotions froides et de retrait (tristesse et peur). Leur localisation les réunit aussi par paires contrastées, colère et peur qui siègent au ventre, tristesse et joie, au cœur. En effet, dans le développement de chaque émotion, nous pouvons percevoir un foyer de départ et le mouvement de diffusion. »[2]

Par ailleurs, nous avons tendance à nous synchroniser, à « calquer », à harmoniser notre respiration sur le rythme respiratoire de la personne avec qui nous sommes en relation. Si la personne a une respiration courte, « haute », irrégulière, nous allons inconsciemment respirer comme elle et nous retrouver rapidement dans le même état émotionnel qu'elle, angoissé si elle l'est, en colère si c'est le cas. Rappelez-vous de ce que vous avez ressenti la dernière fois où vous êtes resté un certain temps auprès d'un patient qui respirait avec difficulté. Donc, pour ne pas vous laisser « contaminer » par l'émotion de l'autre, restez centré sur votre respiration et sur les sensations de votre corps. « J'écoute mon interlocuteur mais je ne m'oublie pas ! Je ne me laisse pas "décentrer", absorber par le malaise de l'autre ».

Ne répondez pas à l'agressivité par l'agressivité

Écouter la personne et rester centré sur votre respiration vous aidera à ne pas répondre à l'agressivité par l'agressivité. J'entends, parfois, des soignants dire : « On m'agresse, j'agresse ». En agissant ainsi, suis-je dans mon rôle de professionnel ? De soignant ? Est-il dit qu'un soignant ne reste professionnel qu'avec les patients « patients », calmes, bien élevés ?

D'autre part, suis-je en accord avec mes propres valeurs ? Avec les valeurs soignantes ? Si je réponds par l'agressivité, dans un premier temps, je me sentirai mieux peut-être, mais ensuite, je risque d'être en conflit avec moi-même, regrettant mes paroles ou gestes brusques.

Ensuite, se laisser emporter par la colère est une dépense importante d'énergie. Si je suis plusieurs fois dans la journée irrité, énervé, agacé, en colère, je serai exténué le soir, c'est-à-dire que j'aurai épuisé toutes mes réserves d'énergie et je serai donc beaucoup plus vulnérable aux petites contrariétés en rentrant chez moi ! Demandez donc l'avis de vos enfants, de votre conjoint et de votre chien !

Nous verrons, dans le chapitre sur les émotions et le stress, que lorsque nous sommes sous l'effet d'une émotion, nous sommes déstabilisés, donc en déséquilibre et plus vulnérables. Nous avons moins de force, de pouvoir, de fiabilité. « Mes paroles ont dépassé ma pensée ». Sous l'effet de la colère,

2 Massin C., Sauvegrain I., *Réussir sans se détruire*. 2006. Avec l'aimable autorisation des Editions Albin Michel.

nous ne pouvons plus penser efficacement, c'est physiologique : les aires cérébrales qui correspondent au raisonnement logique sont inhibées lorsque les aires cérébrales qui correspondent aux émotions sont en activité.

Commencez à prendre la parole en disant « oui » !

Cela vous choque ?

« Comment ? On me parle mal, on m'agresse, et vous voulez que je lui donne raison ? »

Attendez ! Je m'explique. Si je reprends la parole en disant « non » ou « mais » ou « ce n'est pas vrai » ou « vous avez tort », je marque mon opposition. Je suis en position d'affrontement, de face-à-face. Dans cette logique, c'est celui qui crie le plus fort ou qui intimide le plus l'adversaire qui est le vainqueur ! C'est le principe de la boxe. S'il y a combat, il y aura à la fin un vainqueur et un vaincu. Je peux avoir une certaine satisfaction à gagner un combat si j'ai un esprit de compétition. Mais d'une part, je peux me poser la question de savoir si je suis toujours dans mon rôle de soignant en me positionnant ainsi. D'autre part, mener un combat demande beaucoup d'énergie ; en mener dix ou quinze par jour, c'est épuisant ! Nous avons tendance à envisager les relations humaines dans un rapport de force avec un vainqueur et un vaincu. Il ne s'agit pas de faire de l'angélisme, mais nous pouvons expérimenter des relations sous le mode de la coopération, où tous les acteurs sont gagnants. Cette approche demande moins d'énergie quand on l'a intégrée.

Donc il s'agit ici de montrer au patient que nous ne sommes pas là pour l'ennuyer, s'opposer à sa demande, mais pour l'aider au mieux dans ses difficultés. « Au mieux » signifie que nous faisons tout notre possible en fonction des moyens mis à notre disposition. Nous pourrons aussi valoriser la participation du malade.

L'ennemi à abattre n'est pas le patient ou le soignant mais le problème, la maladie, la douleur, l'attente, la colère éventuellement, etc.

Donc, symboliquement, en commençant ma phrase par « oui », je quitte la logique d'affrontement. Je me positionne autrement. Je me mets symboliquement à côté du patient et nous regardons ensemble dans la même direction. Nous quittons la position d'opposition pour celle de la coopération. Nous examinons ensemble le problème à résoudre.

Je vous révèle un secret qui va vous donner accès à un trésor. Vous savez que plus les trésors sont près de nous, à portée de la main et moins nous les voyons !

Le mot « oui » est un mot magique ! Il est comme une baguette magique qui ouvre les portes ! Le oui accueille, le oui ouvre, le oui accepte l'autre dans ce qu'il est, le oui reconnaît la réalité de l'instant, le oui me relie à l'autre, le oui me pose intérieurement, le oui est l'expression de la compréhension, le oui est la fondation pour construire, le oui est la main tendue, le oui est la raison d'être de la sage femme : l'accueil de la vie...

Quelques idées clés sur la communication

On ne peut pas ne pas communiquer

Tout comportement est une communication. Quand deux personnes sont présentes dans une pièce, quoi qu'elles fassent ou qu'elles ne fassent pas, elles sont en relation et elles communiquent. Ne rien dire, c'est communiquer. En ne disant rien, je dis quelque chose à l'autre personne : « Je ne veux pas communiquer avec vous » ou « Je n'ose pas communiquer avec vous » ou... Tout communique : les mots, les gestes, le visage, la tenue, l'espace dans lequel on se trouve.

Dans la communication, c'est le niveau inconscient qui a le plus d'impact

Nous percevons le monde, la réalité extérieure, à travers nos sens. Nos capacités de perception consciente sont limitées. Lorsque nous sommes en relation, nous ne percevons consciemment qu'une partie de la situation. Autrement dit, notre cerveau capte des informations dont nous n'avons pas conscience. Donc, nous percevons plus de messages que ce dont nous avons conscience. Ces informations (visuelles, auditives, olfactives, etc.) nous influencent plus fortement que celles dont nous avons conscience. Les images subliminales reposent sur cette réalité physiologique. D'autre part, nous communiquons plus de messages que ce dont nous sommes conscients. Pour vous en convaincre, demandez à une personne de vous filmer et observez le film. Vous découvrirez des aspects de vous que vous ne connaissiez pas.

Donc, une partie de la communication entre deux ou plusieurs personnes est inconsciente. Et c'est ce niveau inconscient qui détermine le déroulement de la relation.

Le non-verbal a plus d'impact que le verbal

La communication non-verbale est en grande partie inconsciente, la manière d'exprimer un message influencera plus notre interlocuteur que ce que nous disons. Devinette : un directeur reçoit un agent en disant « cet entretien est important, je vous écoute » tout en répondant toutes les minutes au téléphone et en consultant ses mails. Quel est le message « envoyé » à l'agent par le directeur ?

Commencez votre phrase par « oui » puis :

Mettez des mots sur ce que la personne semble ressentir comme émotion

Dans le cas qui nous intéresse, montrez au patient que vous voyez qu'il est en colère.

Par exemple : « Oui, je vois que vous êtes très en colère » ; « Oui, vous n'êtes pas contente » ; « Oui, vous êtes déçue ». Ceci dans quel but ? Dans le but qu'elle vous écoute, d'accrocher son attention, de faire retomber la tension et la puissance de l'émotion. Cela est possible si elle se sent reconnue, entendue, accueillie, comprise.

Si vous commencez par « non » ou par la contredire, au mieux, elle ne vous écoutera pas, au pire, elle préparera ses réponses mentalement et sera agressive.

Je peux comprendre qu'une personne soit en colère, sans pour cela cautionner sa façon de l'exprimer ou les motifs invoqués.

Patience ! Vous allez bientôt pouvoir aussi vous exprimer face à la personne !

L'émotion est de l'énergie. Si l'énergie est comprimée ou fait face à un mur ou une opposition, elle va être amplifiée, renforcée, cela va lui donner de la puissance. Si elle est face au vide (l'indifférence n'est pas du vide, c'est la pire des violences), si la colère est face à l'écoute et l'accueil, elle s'exprime et se dilue plus rapidement voire très rapidement sauf exception bien sûr. Aucune approche ou technique n'est efficace dans tous les cas.

Soyez crédible, c'est-à-dire cohérent, entre ce que vous dites et la façon dont vous l'exprimez

Tout ce que nous venons de dire n'aura pas ou peu d'impact voire l'impact inverse si ces paroles sont exprimées avec un ton ou des gestes agressifs ou un air méprisant ou un regard ironique ou une attitude de soumission…

Vous avez sûrement entendu dire : « Sur le principe, j'étais d'accord avec ce qu'il m'a dit, mais si tu avais vu comment il me l'a dit ! Ah non, je ne peux pas l'accepter ! »

Ce n'est pas uniquement ce que nous disons qui est important et qui aura un impact positif sur notre interlocuteur, c'est aussi et beaucoup comment nous allons l'exprimer !

Vous n'êtes pas convaincu ? Je vous propose une expérience : la prochaine fois que vous allez chez des amis (ou chez votre belle-mère préférée) dites-leur dans la soirée : « Je suis très content(e) d'être ici avec vous ! » et cela en baissant la tête et les yeux, en soupirant, en croisant les bras, en fronçant les sourcils et en finissant votre phrase en pinçant les lèvres ! Et vous leur demandez en fin de soirée (s'ils ne vous ont pas mis dehors avant) ce qu'ils ont retenu de votre message ! Bon courage !

Demandez aussi aux conseillers en communication des hommes politiques le montant de leurs honoraires et vous comprendrez l'importance accordée à la façon de faire passer un message !

Je vous entends dire : « Oui, mais c'est de la manipulation ! Ce n'est pas être sincère, naturel ! » Et certains d'entre vous pensent très fort : « C'est même de l'hypocrisie ! » Reprenons calmement quelques idées importantes en relations humaines et en communication !

Nous nous appuyons sur les idées de base développées par les fondateurs de la PNL (Programmation neuro linguistique : techniques de communication et de développement personnel) à partir d'observations.

Lorsque nous sommes en relation avec une personne, nous pouvons porter notre attention sur ce qui est dit verbalement, c'est-à-dire le contenu verbal du message. Nous pouvons aussi porter notre attention sur ce qui se passe dans la relation, entre les deux personnes, c'est ce que nous nommons aussi « le processus ». Nous nous intéressons alors au « comment » se passe la relation, à ce qui est dit de façon implicite, indirecte.

Le processus

Beaucoup d'éléments de la communication concernent le processus. Ces paramètres entrent en jeu et influencent la relation. Citons-en quelques-uns à partir d'un exemple : je veux exprimer à mon supérieur hiérarchique, Mme X, mon souhait de participer à une formation qui me tient à cœur.

- Le lieu : est-ce que je lui demande en passant dans le couloir, dans la chambre d'un patient, au cours d'une réunion de résolution de problème, dans son bureau ? Vous percevez bien que l'impact ne sera pas le même ! Elle sera plus attentive et disposée à m'écouter et à entendre mes arguments si j'ai choisi un moment calme (est-ce que cela existe ?) dans son bureau.
- Le moment : est-ce que je lui dis devant la pointeuse ? Après une dispute avec le médecin chef de service ? Cinq minutes après son arrivée dans le service après dix jours de congés maladie ?
- La distance : je lui demande en criant de l'autre bout du couloir ? En lui faisant la bise le matin ? Si je suis trop près, je rentre dans sa bulle de protection, elle va se sentir envahie et donc agressée. Si je suis trop loin, je n'arriverai pas à créer le lien nécessaire pour attirer l'attention et faire sentir à l'autre l'importance de ma demande.
- La différence de hauteur dans la position physique : que ressentez-vous quand quelqu'un vous parle lorsque vous êtes assis et lui debout à vingt centimètres au-dessus de vous ? Et l'inverse ? Que peut ressentir le patient allongé dans son lit (voire attaché suite à une intervention) quand vous (médecin ou infirmière ou aide-soignant) lui parlez, debout au-dessus de lui ? Bien sûr, le patient se sent alors vulnérable, dominé, fragilisé, ce qui entraîne soit des réactions de soumission (je ne dis rien, je suis passif, je me soumets à l'autorité soignante), soit des réactions de rébellion, d'agressivité exacerbée.

▷

▷

- La voix : quel ton de voix j'utilise ? Pleurnicheuse ou revendicatrice ? Quel volume ? Trop fort, pas assez ? Quel débit ? Quel rythme ? Ma voix est-elle sûre ? Déterminée ? Calme ? Posée ? À la bonne hauteur ? Ni trop grave ni trop aiguë (ce qui trahirait un certain stress) ? Avez-vous remarqué le nombre de malentendus voire de conflits parce qu'une personne a interprété des paroles en fonction de ce qu'elle a perçu dans la voix ?
- La structure du langage : le choix des mots (techniques, familiers, grossiers, savants...), la longueur et syntaxe des phrases, la structure des phrases (sujet, verbe, complément ou complément, sujet, verbe !...), le style (simple, littéraire, scientifique, ampoulé...)
- Le non-verbal : attitude, gestes, mimiques, regard, mouvements, déplacements, posture. Amusez-vous à dire la même phrase en modifiant tous les éléments du non-verbal et les composants de la voix et observez comment vos interlocuteurs réagissent. Essayez par exemple avec la phrase toute simple : « Ta coupe de cheveux est originale ! » Faire de la recherche et de l'expérimentation en matière de communication est parfois risqué ! C'est vrai !

Donc, revenons à notre patiente en colère (elle s'impatiente avec toutes ces explications !)

Proposez une solution et expliquez

Votre objectif est de calmer le plus vite possible la patiente pour qu'elle vous écoute. Ensuite si possible, trouvez une solution qui lui convienne et qui soit réalisable pour vous. Il s'agit d'être très attentif à la façon dont vous allez entrer en relation avec elle en tenant compte de votre attitude, vos gestes, vos mimiques, votre voix, la distance entre elle et vous, le lieu. Vous serez crédible et efficace si ce que vous dites est cohérent avec votre façon de le dire.

La véritable écoute consiste à entendre le désarroi de la patiente et d'y répondre : « Oui, le temps vous a paru très long. Je suis désolée. Je m'occupe de vous tout de suite. Vous pourrez bientôt vous lever pour aller aux toilettes. Dans cinq minutes, vous serez dans des draps propres ».

Plus tard, quand la patiente sera calmée et qu'elle redemandera le bassin, vous pourrez peut-être lui dire d'un air complice : « S'il vous plaît, attendez-moi pour que j'enlève le bassin, je viendrai le plus vite possible ! » Éventuellement vous pouvez expliquer (cela vous fera du bien de ne pas le garder sur le cœur) : « Tout à l'heure, j'étais débordée, cinq patients sonnaient en même temps, j'aurais besoin de deux ou trois bras en plus ! » Maintenant qu'elle est calmée, elle peut entendre à son tour Patricia et même s'excuser de s'être emportée. Peut-être !

Si nécessaire, posez des limites. Canalisez la colère du patient

Le patient peut être très en colère mais cela ne l'autorise pas pour autant à être outrancier ou injurieux avec le personnel. Vous pouvez lui dire, par exemple : « Je vois que vous êtes très en colère. Mais je ne peux pas accepter que vous me parliez ainsi ». Écouter la personne malade exprimer sa colère sans limite peut accentuer son angoisse. Si vous n'aboutissez à rien de satisfaisant, mettez un terme à la conversation tout en proposant une ouverture afin d'éviter la rupture de la relation de soin. « Je reviens vous voir dans un petit moment. Je vous laisse vous calmer. À tout à l'heure ». Vous pouvez bien sûr, comme dans toutes les situations difficiles, donner le relais à un autre professionnel.

Erreurs à éviter

- Répondre par l'agressivité.
- Hésiter, être évasif.
- Se positionner en victime : « Ce n'est pas moi ».
- Feindre l'indifférence, pire : l'être !
- Utiliser l'ironie sauf si vous souhaitez la guerre ! L'ironie, c'est rire « contre » la personne.
- Émettre un jugement sur la personne.
- Dire à la personne que ce n'est pas grave, qu'elle ne devrait pas se mettre en colère.

Points essentiels

- Écoutez la personne.
- Interprétez les critiques négatives comme la manifestation d'une souffrance, d'un malaise, n'en faites pas une affaire personnelle.
- Gardez votre calme.
- Tout en écoutant la personne, restez centré sur votre respiration.
- Commencez à prendre la parole en disant « oui » !
- Mettez des mots sur l'émotion que la personne semble ressentir comme émotion.
- Posez des questions. Expliquez. Compatissez.
- Soyez crédible, c'est-à-dire cohérent entre ce que vous dites et la façon dont vous l'exprimez.
- Si nécessaire, posez des limites. Canalisez la colère du patient.

Références

Bloch S. *Biologia del emocionar y alba emoting*, 1999.
« Les émotions », revue *Science et vie*, n°168, hors série, 1989.
Bloch S, Orthous P, Santibanez G. Effector Patterns of Basic Emotions: A Psychophysiological Method for Training Actors, *in Acting (re) Considered*, édité par Phillip B. Routledge : Zarrilli ; 1995.

Massin C., Sauvegrain I. *Réussir sans se détruire.* Albin Michel ; 2006.
De Saint Paul J., Cayrol A. *Derrière la magie.* InterÉditions ; 1984.
De Saint Paul J., Larabi C., Baude F. *Cinquante bonnes façons de renforcer estime et confiance en soi avec la PNL.* Dunod ; 2008.
Robbins A. *Pouvoir illimité.* Robert Laffont ; 2003.
Bandler R. *Un cerveau pour changer, La PNL.* InterÉditions ; 1990.
Bandler R., Grinder J. *Les secrets de la communication.* EJ Le Jour Éditeur ; 1982.
Watzlawick P. et al. *Une logique de la communication.* Paris : le Seuil ; 1972.
Laborit H. *L'inhibition de l'action.* Paris : Masson ; 1979.

2 Une patiente perçue comme exigeante : prise en charge d'une patiente atteinte d'une maladie dégénérative

Accompagner ne veut pas dire faire à la place de l'autre mais permettre à l'autre de découvrir ses propres possibles.

Jacques Salomé

Témoignage d'un soignant

Bertrand est infirmier. Il travaille dans un service de soins à domicile. Il est très apprécié par ses collègues et par ses patients. Il est calme, posé, conciliant. Son humour détend l'atmosphère quand la tension monte. Grâce à sa créativité et sa perspicacité, il trouve des solutions efficaces dans les situations cornéliennes. Une de ses patientes a dû être hospitalisée. Cette hospitalisation a été difficile, autant pour la patiente que pour l'équipe de l'hôpital.

Bertrand nous raconte : « *Mme Pérez est une de nos patientes depuis cinq ans. Sur son dossier, il est noté qu'elle est atteinte d'une SLA (Sclérose latérale amyotrophique). La SLA est une maladie neurologique relativement fréquente, de pronostic sombre. Au cours de cette maladie, la conscience reste intacte, il n'y a pas de démence. De même la sensibilité de la peau reste normale et les douleurs sont donc fréquentes. Cinquante pour cent des patients décèdent en moins de quatre ans après le début de la maladie. Celle-ci est due à une dégénérescence progressive des neurones moteurs de la corne antérieure de la moelle épinière.*

Mme Pérez est aujourd'hui tétraplégique. Elle parle, mais elle ne peut plus bouger. Elle ne peut effectuer aucun mouvement si petit soit-il à part des oscillations de la tête. Elle a cinquante-deux ans, elle est très "active". Elle se déplace dans un fauteuil roulant. Elle vit seule dans un appartement, aidée 24 heures sur 24 par des auxiliaires de vie. Dix ans auparavant, elle était assistante sociale. Malgré son handicap, elle a une vie sociale très riche, elle s'implique dans des associations, elle voyage, toujours accompagnée par des auxiliaires de vie. Avec une association, elle a pratiqué de la plongée sous-marine. Cela vous étonne ? Sous l'eau, le poids du corps est plus léger, les sensations sont nouvelles.

Suite à une bronchite et à une diminution de sa capacité respiratoire, elle a été hospitalisée dans un service de pneumologie. Une semaine plus tard, je rends visite à Mme Pérez pour préparer son retour à domicile. Je croise une aide-soignante du service qui m'explique que l'équipe des soignants est épuisée, au bord de la crise de nerfs. Mme Pérez est qualifiée de personne exigeante, insupportable, ingérable. Elle me dit : "Ce matin même, elle était très insistante. Elle exige une douche tous les jours et un shampooing tous les deux jours. Nous n'avons pas le temps, ce n'est pas possible. Elle n'est pas à l'hôtel ici. J'ai cédé. Je lui ai fait un shampooing, elle n'était toujours pas contente : elle voulait que je frotte plus longtemps et plus fort. Elle me reprochait de ne pas avoir pris son shampooing qui était dans sa valise, mais d'utiliser le shampooing de l'hôpital. Pendant tout le temps de la toilette et de l'habillage, elle se plaignait d'avoir froid. Pourtant l'eau était chaude et il ne faisait pas froid dans la chambre. Quand je l'ai installée dans son fauteuil roulant, elle n'arrêtait pas de dire : "Non, non, ça ne va pas, pas comme cela". Elle m'a fait déplacer ses coudes sur les accoudoirs de quelques millimètres. Je suis sûre qu'elle le fait exprès pour m'embêter. Je ne vois pas la différence de poser ses coudes de deux centimètres à droite ou à gauche. J'ai dû vérifier au moins trois fois qu'il n'y ait pas un seul pli de sa robe entre le fauteuil et ses cuisses. C'est une vraie maniaque. Je fais de mon mieux et elle n'est pas contente. Le médecin nous a dit qu'elle reviendrait souvent dans le service car ses capacités respiratoires diminuent. Toute l'équipe est très inquiète. Elle est tellement exigeante ! C'est moralement épuisant !" »

Analyse

Bertrand, l'infirmier, connaît très bien Mme Pérez. Il a expliqué tranquillement à l'aide-soignante de l'hôpital et à ses collègues le comportement de la patiente. Pour lui, Mme Pérez n'est pas exigeante. Simplement elle lutte tous les jours, à chaque instant, pour garder un minimum de dignité, de bien-être, d'autonomie, de liberté d'action, autrement dit pour rester un être humain à part entière. Elle lutte également contre la maladie qui gagne tous les jours, irrémédiablement, imperceptiblement, du terrain. Mme Pérez sait très précisément ce qui l'attend. Elle a conscience que, dans quelques mois, elle ne pourra plus bouger la tête, autrement dit, elle ne pourra plus diriger son fauteuil avec le menton. Plus tard elle ne pourra plus parler, jusqu'à ce que son cœur et ses poumons ne puissent plus fonctionner. Parfois au cours d'un soin, d'un ton neutre, elle dit : « Quand je ne pourrai plus parler, il faudra penser à me mettre dans cette position-là ». Mme Pérez ne se résigne pas à rester enfermée dans ce corps immobile, cloîtrée dans une chambre sans aucune activité, sans relation sociale et culturelle. Elle sait qu'après chaque voyage à Paris ou ailleurs, elle sera épuisée. Elle diminue ainsi son espérance de vie. Sans que ce sujet n'ait été abordé avec l'équipe soignante, on peut en conclure qu'elle « choisit » de prendre le risque de vivre moins longtemps mais plus intensément.

La maladie la condamne à une immobilité totale hormis les mouvements de la tête. Elle dépend à chaque instant et totalement des soins et du bon vouloir d'une autre personne, exactement comme un nouveau-né. Toute personne qui a été hospitalisée dans son existence a connu cette angoisse de dépendre de quelqu'un d'autre, autrement dit, de lâcher sa liberté d'action et de décision entre les mains d'une personne inconnue.

Bertrand explique : « Mme Pérez demande que sa robe ne fasse aucun pli sous ses cuisses car le moindre petit pli sera une gêne au bout d'une demi-heure puis créera une zone douloureuse et rapidement la douleur deviendra insupportable. Nous n'avons pas conscience de cela car nous bougeons constamment pour réajuster nos vêtements, rééquilibrer notre corps, nos membres, pour apaiser une démangeaison…

Mme Pérez demande (exige) une douche tous les jours pour réduire le risque de démangeaison occasionnée par la transpiration. Un shampooing vigoureux tous les deux jours calme, selon elle, les irritations du cuir chevelu. De plus, une escarre peut se former en dix minutes. Mme Pérez a déjà souffert d'une escarre au niveau des coudes car ces derniers sont posés tous les jours, dans la même position pendant des heures. Concernant la température, quelques mois auparavant, elle a eu froid lors d'une toilette. L'auxiliaire de vie n'a pas suffisamment tenu compte de ses dires : la patiente a été prise d'un malaise, la température de son corps est descendue à 35°. Elle a mis deux jours à s'en remettre et a dû écourter un voyage si longuement préparé. Contrairement aux communs des mortels qui réalisent les gestes de la vie quotidienne de façon automatique, Mme Pérez a développé une capacité d'attention et d'observation hors norme, de la même façon qu'une personne aux yeux sans vie perçoit ou ressent ce qui est imperceptible chez un “voyant”.

Pour terminer cette analyse, Mme Pérez semble exigeante parce qu'elle a peur, peur de tomber lors d'un transfert, peur de s'étrangler en mangeant, d'étouffer si son masque à oxygène est mal posé la nuit… Est-ce par pudeur ou par peur de s'effondrer ou par force de caractère qu'elle n'aborde pas sa peur de mourir, d'ici… combien d'années ou combien de mois ? »

Un patient atteint de la SLA, Laurent Rodriguez, écrit : « Je sens que la maladie me dévore de l'intérieur. Notre corps semble vaincu et abandonne le combat, mais notre esprit, lui, est bien là. C'est lui qui prend le dessus et vient se substituer à nos muscles. C'est lui qui nous “ordonne”, nous “exige” de réagir. C'est encore lui qui vient au renfort de notre entourage. Cette seule lueur de notre regard les aide à affronter ces moments si difficiles à vivre.

La devise à adopter est : "s'accepter tel qu'on est".

(...) Je me bats pour laisser à mes filles l'image d'un père volontaire, dynamique, battant. Que malgré la dureté de la vie qu'il mène, il ne baisse pas les bras, lutte, et luttera ne serait-ce que pour leur montrer qu'il tient à rester auprès de ceux qu'il aime.

(...) "Sachons" encore savourer le temps présent, "sachons" nous réjouir des moments privilégiés que nous passons en compagnie de notre famille, de nos amis.

"Sachons" nous délecter de chaque instant que nous volons à l'éternité.

"Sachons" l'apprécier à sa juste valeur.

"Sachons" le faire partager »[1].

Objectifs

Le soin d'une patiente atteinte d'une maladie chronique ou dégénérative ne s'aborde pas de la même façon qu'un soin ponctuel et technique. Je ne démarre pas un sprint comme j'aborde un marathon. Mon état d'esprit n'est pas le même et la stratégie de course non plus. Dans un soin de longue durée, le premier contact est important, il va induire la suite de la relation. L'objectif premier est donc d'apprivoiser la patiente, apprivoiser dans le sens expliqué au Petit Prince par le renard d'Antoine de Saint-Exupéry. Je vous entends grommeler : «Vous plaisantez ! On n'a pas le temps ! Le renard demande au petit prince de l'apprivoiser pour s'en faire un ami. Le but d'un soin n'est pas d'être ami ! » Vous avez raison. Par manque de temps, vous parez au plus pressé, au plus urgent. Le « temps » étant devenu un bien très rare, il est nécessaire de se fixer des priorités. Par exemple, sachant que je rentre dans la chambre d'un patient atteint d'une maladie chronique, je vais porter une attention particulière à la relation que j'établis avec cette personne, je vais observer ses réactions, repérer ses besoins et ce qui est important pour elle, poser des questions dans une perspective de prise en charge à long terme. L'objectif est d'établir une relation de qualité, recueillir des informations pour une prise en charge globale et personnalisée afin de gagner du temps plus tard. D'autre part, j'aborde le soin non dans le sens de guérir mais dans le sens d'accompagner la personne tout au long de sa maladie. L'accompagnement n'exclut pas la guérison mais il n'en fait pas un critère de réussite du soin.

Pistes d'actions

Cherchez à comprendre l'esprit ouvert !

Face à une personne atteinte d'une maladie grave, une SLA par exemple, nous avons tendance, inconsciemment à nous imaginer à sa place, à nous

1 L. Rodriguez, *L'Envie d'être en vie*. Transversales, 2008.

identifier à la personne : « Si j'étais à sa place, ce serait l'enfer d'être totalement paralysé ». Pour ne pas ressentir cette souffrance insupportable imaginée, nous nous « fermons » émotionnellement. Nous nous coupons de la souffrance, souffrance que nous projetons sur le patient. En réalité, nous ne pouvons pas savoir quel serait notre vécu dans la même situation. Ce mécanisme d'autoprotection nous coupe aussi d'une relation pleine et vivante avec le patient. Toute la difficulté est de tenter de comprendre ce que ressent, perçoit le patient pour repérer ses besoins et y répondre au mieux : c'est ce que l'on appelle l'empathie. En même temps, il s'agit de ne pas s'identifier au patient, de ne pas projeter sur lui notre propre peur, angoisse, souffrance. Nous évitons ainsi la fusion qui mène à la confusion.

D'autre part, lorsque nous ne comprenons pas le comportement d'un patient, nous interprétons ses paroles, ses attitudes ; c'est-à-dire que nous rajoutons un sens, une orientation à ce qu'il dit ou fait : « Quand je l'ai installée dans son fauteuil roulant, elle m'a fait déplacer ses coudes sur les accoudoirs de quelques millimètres. Je suis sûre qu'elle fait exprès pour m'embêter ». J'interprète l'attitude de l'autre à partir de ma propre réalité comme si la réalité de l'autre était identique à la mienne. La plupart du temps, nous n'avons pas conscience que nous interprétons, nous croyons que notre vision de la situation EST la réalité. Nous ne remettons pas en cause notre vision de la situation.

Toute la difficulté est de garder l'esprit ouvert, d'être curieux, de m'intéresser à la réalité de l'autre. Cette attitude d'ouverture, de recherche, de compréhension n'est possible que si mon cœur (lieu symbolique des émotions dans de nombreuses traditions) est ouvert. Je peux alors observer, poser des questions, échanger, recueillir des informations importantes qui vont élargir mon champ de compréhension. Par mon analyse, l'éclairage du regard des collègues et mon intuition (capacité précieuse rarement citée officiellement dans le milieu soignant), j'ai plus de chance de trouver des actions adaptées à la situation.

Comment garder l'esprit et le cœur ouverts ? Comment ne pas me refermer en observant la souffrance de la patiente, en entendant ses critiques ? Quelques pistes de réflexion seront proposées dans le dernier chapitre de ce livre.

Posez des questions, n'interprétez pas

Le comportement de Mme Pérez est incompréhensible pour l'équipe soignante, ou plus exactement, son attitude est interprétée afin de lui donner du sens. Dans cet exemple, l'interprétation n'est pas faite à bon escient. Afin d'éviter une mauvaise interprétation, nous pouvons poser des questions pour comprendre le sens du comportement du patient. Nous privilégierons les « questions ouvertes ciblées ». Ces dernières invitent l'interlocuteur à exprimer sa pensée ou son ressenti sur un sujet précis. Par exemple : « Pourquoi souhaitez-vous que vos coudes soient dans une position précise ? » ou « En quoi est-ce un problème qu'il y ait un pli sous votre robe ? » La réponse de la patiente nous fera découvrir que ce n'est pas qu'elle est maniaque mais qu'elle a peur de développer une escarre, peur justifiée par ses expériences antérieures douloureuses. Mme Pérez ne parle jamais de ses émotions, de sa peur, de son impuissance face à la maladie. Elle exprime des demandes de façon assez détachée, avec précision, sans émotion dans la voix. Par une observation fine et en repérant le thème de ses remarques, on peut faire l'hypothèse qu'elle maintient de cette façon ses propres émotions à distance. C'est un mécanisme de défense appelé la rationalisation.

Les mécanismes de défense

Pour décrire le psychisme, Freud distingue le Moi qui assure une adaptation à la réalité, le Ça qui correspond au pôle pulsionnel inconscient, et le Surmoi qui est l'intériorisation de l'interdit parental. Les mécanismes de défense sont mis en jeu pour maintenir la cohérence interne du Moi lorsque le sujet est confronté à des situations génératrices d'angoisse. Ils sont inconscients.

Nous allons citer quelques mécanismes de défense.

Le refoulement

Certaines pulsions, certains désirs ne sont pas acceptables par la personne (son Surmoi), ils sont donc « repoussés » dans l'inconscient. Le refoulement réussi est un mécanisme efficace contre l'angoisse. Le refoulement maintient hors du champ de la conscience ce qui est trop douloureux ou inacceptable. Il permet la cohérence interne du sujet. Mais ces contenus refoulés conservent leur énergie, cette énergie va ressurgir dès que la maîtrise se relâche sous forme d'actes manqués, de rêves, d'émotions, de troubles somatiques ou de symptômes.

La projection

La projection est un mécanisme de défense par lequel le sujet voit chez autrui des idées, des affects (désagréables ou méconnus) qui lui sont propres. Il attribue donc à une autre personne des pulsions, des désirs, des pensées qu'il refuse de reconnaître en lui-même. Le sujet nie pour lui un désir intolérable et projette ce désir sur un autre.

Par exemple, je ressens de l'agressivité contre l'un de mes enfants. Du fait de mon éducation, je ne m'autorise pas à ressentir d'émotion négative envers un proche, je vais inconsciemment me couper de cette émotion et la lui attribuer : « Il est agressif avec moi ! »

La régression

La régression consiste à adopter un comportement correspondant à un stade inférieur de son développement afin de s'adapter à une situation conflictuelle.

Par exemple, un enfant de trois ans va réclamer son biberon ou faire pipi au lit (énurésie) en réaction à la naissance d'un frère et d'une moindre attention à son égard de la part des parents. Le fait d'être malade et dépendant engendre souvent un comportement régressif ; il n'est pas rare qu'un patient demande à être aidé à la toilette alors qu'il pourrait la faire seul.

La rationalisation

La rationalisation est un procédé par lequel la personne cherche à donner une explication cohérente, logique, acceptable à une attitude, un sentiment dont elle n'a pas conscience des véritables motifs. Ce mécanisme permet de mettre à distance des émotions ou des motivations profondes trop douloureuses ou culpabilisantes.

Par exemple, un patient va expliquer, de façon très détachée et en s'appuyant sur des « démonstrations » scientifiques très détaillées, pourquoi il refuse telle intervention chirurgicale. Il n'a pas conscience de la peur de la mort qui le tenaille, son père étant décédé lors d'une intervention « bénigne ».

Le déplacement

Le déplacement est le mécanisme par lequel une représentation, une pensée ou une émotion se détache de son objet initial pour s'investir sur un objet secondaire moins pénible pour la personne.

Par exemple, un patient ne manifestera aucune réaction lors de l'annonce d'un diagnostic grave mais réagira violemment parce que son repas est froid ou que sa télévision ne fonctionne pas.

Ce déplacement peut se faire dans le temps (la réaction émotionnelle aura lieu à un autre moment), dans l'espace (par l'apparition de phobie par exemple), sur le corps (symptôme somatique).

Le déni de la réalité

La personne nie inconsciemment la réalité ou une partie de la réalité qui lui apporterait trop d'angoisse. Il est fréquent qu'un patient à qui le médecin a annoncé un cancer dise à l'infirmière : « Non, le médecin ne m'a rien dit ».

L'identification

L'identification consiste à s'approprier des caractéristiques (qualité, pensée, comportement...) appartenant à une autre personne. On se met à la place de l'autre, on se confond avec l'autre. Notre personnalité se constitue par des emprunts successifs à des êtres auxquels on s'identifie partiellement. L'identification est l'opposé de la projection.

Par exemple, à l'adolescence, l'identification à des idoles (footballeurs, chanteurs, personnages de films) va aider le jeune à se construire. Autre exemple, en tant que soignant, vous risquez de vous identifier à un patient ou une patiente qui présente des points communs avec vous : âge, sexe, nombre d'enfants, origine sociale ou culturelle... Vous n'êtes plus à l'écoute du patient mais de vous-même.

D'après *Le Moi et les mécanismes de défense* (Anna Freud, coll bibliothèque de psychanalyse, PUF) et *Les mécanismes de défense : théorie et clinique* (Ionescu S., Lhote C., Jacquet M., Armand Collin, 2005).

Repérez les critères de valeur

Les critères de valeur représentent pour une personne ce qui est important pour elle. Ce sont les leviers dans la prise de décision. Ils guident et ils motivent les actions dans un contexte particulier. Ils relèvent totalement de la subjectivité. Ils forgent la cohérence de la personne.

Prenons un exemple hors contexte hospitalier : l'achat d'une voiture. Un vendeur repère les critères de valeur d'une personne en lui demandant : « Qu'est-ce qui est important pour vous dans l'achat d'une voiture ? Que recherchez-vous dans… ? » Il peut ainsi écouter le discours de la personne. Le critère peut être un mot clé repérable par une pause dans le discours, par un changement de ton, de volume, de rythme, un geste plus marqué ou un mot accentué.

Les critères de valeur peuvent être aussi implicites. Ils devront être interprétés à travers les attitudes et réactions.

Dans la situation de Mme Pérez, les critères de valeur sont : dignité, bien-être, autonomie, liberté d'action, prévention de la douleur, sécurité.

L'intérêt de repérer les critères de valeur est de pouvoir montrer à la personne qu'on l'a comprise, de rentrer en contact avec elle et sa vision du monde, d'éviter les interprétations fausses et les malentendus. Dans l'exemple de la vente de la voiture, le vendeur va présenter une voiture différemment en fonction des critères de l'acheteur potentiel.

Par exemple, j'ai acheté telle voiture parce que le vendeur m'a vanté son carburant écologique (je précise, c'est de la science fiction, nous sommes en 2020). Pour moi, le respect de la nature et l'écologie sont des critères importants. Mon voisin a acheté la même voiture parce que le vendeur a mis en avant (c'est le cas de le dire) sa force de propulsion (il « gratte » tout le monde au démarrage). Son critère de valeur est donc la puissance. Sa femme voulait cette voiture car elle est rouge cerise. Son critère de décision est donc… les fruits ? Mais non ! Son critère est l'apparence ! Elle veut être vue et reconnue ! Pour une autre personne, le critère sera l'originalité, le confort intérieur, pour une autre, l'aspect pratique…

Revenons à Mme Pérez, nous avons tous expérimenté personnellement que l'inquiétude augmente la douleur ou la sensation d'inconfort. Mme Pérez est d'autant plus pointilleuse qu'elle n'est pas sûre d'être aidée si elle en a besoin dans la journée. Plus elle percevra que les soignants ont conscience de ses besoins et les anticipent, plus elle sera détendue.

Les soignants pourront établir une relation de confiance apaisée avec elle en tenant compte, dans les soins, de ses préoccupations : dignité, bien-être, autonomie, sécurité. Ils poseront des questions ciblées sur ces sujets en anticipant ses remarques : « Comment sentez-vous vos coudes sur les accoudoirs ? » ou « Sentez-vous des plis sous votre robe ? » ou « Je sais que ce n'est pas confortable d'avoir le cuir chevelu qui démange. Malheureusement, ce matin, je ne vais pas avoir le temps de vous laver les cheveux. Si vous ressentez des démangeaisons dans la journée, vous sonnez et je vous fais un rapide massage et si les démangeaisons persistent, nous ferons le maximum pour que quelqu'un de l'équipe vous lave la tête dans la journée. Cela vous convient ? »

Osez solliciter de l'aide, demandez à un collègue de vous remplacer

Les élèves (infirmière, aides-soignants...) entendent parfois leurs collègues leur dire : « Peux-tu venir m'aider, j'ai un patient lourd » et dans le lit, ils trouvent une personne toute fluette. C'est la prise en charge de l'ensemble des soins qui est lourde ; l'expression même « prise en charge » est lourde en elle-même ! Elle induit d'une part, la notion de porter et d'autre part, la notion d'une personne active (le soignant) et d'une personne passive (le patient). Les soins à apporter à une personne atteinte d'une maladie chronique ou dégénérative comme une SLA, sont longs, délicats, parfois complexes. Ils sont d'ordre technique, relationnel, psychologique. Nous l'avons dit précédemment, la réalité du patient, sa souffrance exprimée ou retenue mais perceptible, peut venir faire écho à une difficulté ou une souffrance propre au soignant. Ou tout simplement, certains jours, nous sommes physiquement, moralement ou psychologiquement fatigués, nous n'avons pas les capacités requises de patience et d'ouverture pour accompagner correctement un patient. Il est important de repérer nos limites et de demander ponctuellement le soutien de l'équipe : se faire remplacer par un collègue auprès d'un patient dont la prise en charge nous est difficile. Ce travail d'équipe n'est pas possible dans tous les services. Il nécessite un esprit d'équipe, un bon climat et une confiance réciproque.

Soyez souriant, ayez de l'humour

Dans certaines situations, surtout si vous avez ce talent-là, l'humour désarme totalement et fait merveille. Riez avec la patiente, elle vous en sera reconnaissante. Elle peut être lourdement handicapée par sa pathologie, les moindres gestes de la vie quotidienne peuvent être difficiles, elle peut se retrouver dans des situations délicates. On peut alors, prendre un air gêné, faire comme si « de rien était » mais personne n'est dupe et le silence est lourd ou les paroles sonnent faux. Par contre, un sourire complice, une plaisanterie respectueuse des valeurs de la personne (sans familiarité), un rire partagé voire un fou rire contagieux peut modifier le vécu de la situation. Vous connaissez sûrement des collègues qui parviennent avec habileté à faire rire même dans des circonstances difficiles. Le rire détend et soulage. Il permet de voir la situation sous un autre angle de vue et dédramatise.

Le témoignage d'une aide-soignante dans un autre contexte : « *Je travaille à l'accueil d'un service de consultation. Le temps d'attente est souvent très important. Une dame un peu âgée vient se plaindre. Elle dit attendre depuis trop longtemps. Je lui ai répondu avec le sourire en effleurant son avant-bras : "Vous me faites de la peine, vous voulez déjà me quitter, vous n'êtes pas bien avec moi ?" Puis je l'ai rassurée : "Nous faisons le maximum ; c'est vrai, c'est long, encore un peu de patience ! Je ne vous oublie pas !" Elle est repartie s'asseoir avec le sourire. En partant, après la consultation, elle m'a dit avec un clin d'œil malicieux : "Je vous quitte pour de bon".*

Pour terminer, donnons la parole à Bertrand : « *Après tout, qui pourrait dire que le métier d'aide-soignant consiste à laver des postérieurs. Ce métier demande finesse de comportement, écoute, humour, patience... Les aides-soignants sont les pionniers de l'entraide humaine. Ils sont ceux qui côtoient les limites de la dépendance et de la souffrance physique, les prennent à bras le corps. Ils ne savent plus que dans le monde habituel et cruel, il y a tant de petites faiblesses physiques inavouables, que l'on cache par peur de déplaire... Ici, c'est l'être humain entier, intégral, sans fioriture, c'est le monde sans masque. Il est tellement important de revaloriser ce métier !* »

Erreurs à éviter

- Vouloir tout faire soi-même.
- Rester dans une distance (sous-entendu : indifférence) émotionnelle pour éviter d'être touché par la souffrance de l'autre.
- Consacrer beaucoup plus de temps que d'ordinaire, d'énergie (sous-entendu : d'émotions) à un patient, sans tenir compte de l'ensemble des besoins du service, des autres patients et de sa propre fatigue.
- En vouloir (même inconsciemment) au patient de ne pas être un « bon patient » reconnaissant, compliant et guérissable : « Après tout ce que j'ai fait pour lui... »
- Interpréter le sens du comportement du patient à partir de notre propre réalité sans vérifier l'exactitude de notre interprétation.
- Juger rapidement une personne, la qualifier (« Elle est exigeante », par exemple) et transmettre cette « étiquette » aux collègues.

Points essentiels

- Inscrire la démarche de soin et la relation dès le premier contact dans une perspective à long terme.
- Développer sa capacité d'empathie, ne pas confondre « ne pas se laisser emporter par l'émotion » et « se couper de l'émotion dans une distance dite "professionnelle" ».
- Tenter de comprendre par l'observation, le questionnement, l'expérience des erreurs, le témoignage des collègues ou encore par les informations des médecins sur la pathologie et son évolution probable.

- Se rappeler qu'on peut essayer de comprendre la réalité, la souffrance, les attitudes du patient sans jamais pouvoir ressentir ce qu'il ressent.
- Savoir repérer ses propres limites et demander de l'aide aux collègues quand l'impatience, l'émotion, le « ras-le-bol » prennent le dessus sur une attitude soignante.
- Utiliser l'humour. Rire avec le patient.

Références

Simon D., Bourdillon F., Traynard P.Y., Gagnayre R. *Éducation thérapeutique, prévention et maladies chroniques*. Coll. Abrégés de médecine, Masson, 2007.

Lacroix A., Assal J.P. *L'éducation thérapeutique des patients, Nouvelles approches de la maladie chronique*. Masson, 2003.

Rodriguez L. *L'Envie d'être en vie*. Transversales, 2008.

3 Une patiente angoissée : elle ne veut pas manger

Nous avons toujours la possibilité de recommencer encore une fois.

Jack Kornfield

Témoignage d'un soignant

Christelle est une aide-soignante dynamique et souriante. Elle parle vite : *« C'est le moment du dîner, j'entre dans la chambre d'une patiente, Mme Close. C'est une femme d'une quarantaine d'année. Elle est discrète, réservée, agréable, elle ne se plaint jamais. Les médecins lui ont découvert un cancer du sein. Elle vient pour subir une radiothérapie. J'aime bien m'occuper d'elle. Elle a deux enfants comme moi.*

Je suis de bonne humeur mais je pense à la réunion qui va avoir lieu tout à l'heure concernant l'organisation du service. Je suis un peu pressée comme d'habitude.

Je pose son plateau-repas sur sa table et lui souhaite bon appétit. Quand je reviens, je vois son assiette pleine. Elle n'y a presque pas touché, comme la veille d'ailleurs. Je lui demande : "Vous n'aimez pas ? Si c'est le cas, je peux en parler à la diététicienne".

Elle répond sans enthousiasme : "Non, non, ça va.

– Il ne faut pas rester sans manger ! Vous en avez besoin pour prendre des forces !
– Je n'ai pas faim.
– Faites un effort ! L'appétit vient en mangeant.
– Ça ne passe pas, dit-elle doucement en posant sa main sur son cou.
– Oui, c'est peut-être un peu sec, je vous le mixe si vous voulez !
– Non, merci, ce n'est pas grave.
– Mangez au moins le dessert, soyez gentille, pour me faire plaisir !"

Je ne sais plus quoi lui dire, je la sens tellement angoissée, je me sens impuissante. Je n'ai pas trouvé les bons mots. De toute façon, je n'avais plus le temps, il fallait ramener le chariot-repas à l'office ».

Analyse

Christelle est pleine de bonne volonté mais elle a bien perçu que son action n'est pas très efficace.

Reprenons point par point :

« J'aime bien m'occuper d'elle. Elle a deux enfants comme moi. » Attention, danger ! Si, en tant que soignant, je ressens de la sympathie pour un patient parce qu'il a des points communs avec moi ou avec un de mes proches, les jeux inconscients d'identification ou de projection vont agir comme des filtres. Ils m'empêchent alors de me situer dans une « position » intérieure qui me permet d'analyser correctement la situation. Je ne suis plus dans l'empathie nécessaire à la relation d'aide mais dans la sympathie. Quand je ressens de la sympathie, je suis dans une proximité affective qui entraîne une contagion et une confusion entre mes émotions et celles de l'autre.

La sympathie et l'empathie

La sympathie

« Penchant instinctif qui attire des personnes les unes vers les autres. Il désigne également notre accord avec le sentiment d'autrui, le pouvoir que nous avons de participer aux peines et aux plaisirs les uns des autres. »[1]

La sympathie repose sur une proximité affective avec celui ou celle qui en est l'objet. J'éprouve ou je crois éprouver le même état émotionnel que l'autre. Étant emporté par mes émotions, mes capacités à comprendre, à analyser, à écouter, à accompagner sont diminuées.

L'empathie

De en- (dans) et -pathie, du grec *patheia* (ce qu'on éprouve).

L'empathie est une notion complexe désignant le mécanisme psychologique par lequel une personne peut comprendre les sentiments et les émotions d'autrui, sans les ressentir elle-même.

L'empathie est caractérisée par un effort de compréhension des ressentis de l'autre sans emportement affectif personnel (sympathie, antipathie) et sans jugement moral.

L'empathie implique un processus de recul intellectuel qui vise la compréhension des états émotionnels des autres, tandis que la sympathie est une attitude inconsciente et réactive. L'empathie n'exclut pas pour autant les sentiments. Ce n'est pas une attitude froide et distante.

« Mais je pense à la réunion qui va avoir lieu tout à l'heure concernant l'organisation du service ». Si nous pensons à autre chose que ce que nous sommes

1 Dictionnaire de l'Académie française, 8e édition.

en train de faire, nous sommes sûrs que nous ne pourrons pas agir efficacement. Nous réagissons mécaniquement. Si cela nous arrive souvent, nous pouvons nous poser consciemment des questions simples : « Est-ce le bon moment de réfléchir à cette réunion ? Quelle est la priorité ? » Nous dépensons beaucoup d'énergie inutilement, sans nous en rendre compte en pensant à un problème et en faisant autre chose en même temps. (Voir le dernier chapitre sur la gestion du stress).

« Je pose son plateau-repas sur sa table et lui souhaite bon appétit ». C'est une marque d'attention et de politesse bien appréciable. Sachant que la patiente n'avait pas ou peu mangé les jours précédents, l'aide-soignante n'a pas anticipé en la questionnant sur son envie de manger. En voulant gagner du temps, l'aide-soignante va en perdre et elle restera frustrée car son action a été inefficace.

« Quand je reviens (...) Je lui demande : "Vous n'aimez pas ? Si c'est le cas, je peux en parler à la diététicienne" » et *« Oui, c'est peut-être un peu sec, je vous le mixe si vous voulez ! »* L'aide-soignante fait une interprétation, elle suppose que si la patiente ne mange pas c'est parce qu'elle n'aime pas. En effet, elle peut interpréter mais dans ce cas, il est nécessaire de vérifier que l'interprétation du comportement ou des paroles de la personne est exacte. Sans attendre la réponse, elle propose une solution qui ne correspond absolument pas au besoin de la patiente.

« Il ne faut pas rester sans manger ! » L'aide-soignante émet un jugement sur l'attitude de la patiente. Formuler un jugement positif ou négatif sur le comportement du patient peut être efficace dans un but éducatif. Pour qu'il ait plus de chance d'être entendu, l'interlocuteur doit d'abord se sentir entendu, pris en compte dans sa globalité. Sinon, il risque de se sentir jugé, culpabilisé, infantilisé.

« Mangez au moins le dessert, soyez gentille, pour me faire plaisir ! » Cette phrase peut être perçue comme culpabilisante et infantilisante. Elle sous-entend que la patiente est « méchante » de ne pas manger (*« soyez gentille »*) et qu'elle doit agir en fonction du plaisir du soignant (*« pour me faire plaisir »*)

Les attitudes d'écoute dans la relation d'aide[2] selon Elias Porter[3]

Elias Porter a étudié comment inconsciemment nous influençons notre interlocuteur par l'attitude d'écoute que nous adoptons.

▷

2 Elias H. Porter, Relationship Awareness Theory. Personal Strengths Publishing, 1996.

3 Psychologue états-unien, proche de Carl Rogers.

▷

L'attitude de conseil, ordre

J'indique à l'autre ce qu'il doit faire, je le conseille. Je crois savoir ce qui est bien pour lui. Cette attitude peut créer un faux climat de sécurité, une dépendance, une décharge de responsabilité, une action trop vite engagée.

L'attitude de jugement

Je porte un jugement positif ou négatif (par rapport à un modèle moral) ou une évaluation (selon une norme ou une logique). Cette attitude peut entraîner un sentiment de dévalorisation ou d'infériorité et créer un blocage.

L'attitude de soutien

Je rassure, je console, je dédramatise la situation. Cette attitude peut entraîner une fausse sécurité qui ne correspond pas toujours à la réalité. La personne ne cherche peut-être pas à être encouragée.

L'attitude d'enquête et d'investigation

J'interroge, je veux en savoir plus. Si je pose beaucoup de questions, je risque d'orienter l'interlocuteur dans une direction qui ne correspond pas à ses priorités, ses préoccupations. La personne peut ressentir de la gêne, voire de l'hostilité si les questions sont « fermées » et perçues comme indiscrètes.

L'attitude d'interprétation

Je sélectionne dans ce que l'autre me dit ce qui me semble important et je donne un sens, une explication. Je risque de déformer ce que la personne me dit ou de me tromper de sens. Cette attitude doit être adaptée quand la personne a du mal à exprimer son ressenti. Je « mets en mots » ses maux, ses émotions puis je vérifie auprès d'elle que je ne me suis pas trompé.

L'attitude de compréhension, de reformulation

J'écoute la personne, puis je tente de ré-exprimer ce qu'elle vient de dire. Je « reflète » sa propre expression. Je reformule ce que j'ai entendu en reprenant les mots clés. Cette attitude entraîne une confiance favorable à la poursuite du dialogue. La personne se sent entendue, accueillie. Cette attitude d'écoute relance mon interlocuteur et l'aide à trouver les ressources pour faire face à ses difficultés. Je le laisse libre.

Objectifs

- Portez votre attention sur l'expression non-verbale de la personne pour décrypter le message implicite.
- Repérez, diagnostiquez le « vrai » problème (difficulté de déglutition ou besoin d'information sur le traitement et ses effets secondaires ou/et problèmes familiaux).

• Encouragez la personne à s'exprimer si elle le souhaite.
• Traitez ce qui est de votre ressort (l'aide aux repas dans cet exemple) et orienter sur le bon interlocuteur (infirmière, cadre, psychologue…) pour gérer les autres difficultés.

Pistes d'actions

Deuxième tentative de l'aide-soignante :

« Je pose le plateau-repas sur la table et je remarque le regard triste de Mme Close. Je lui dis : "Je vous apporte le repas, avez-vous faim aujourd'hui ?

– *Non, je n'ai pas vraiment faim.*
– *Vraiment pas ?*
– *Non, ça ne passe pas ! (elle pince un peu son cou entre ses doigts).*
– *Qu'est-ce qui ne passe pas ?*
– *(Silence)"*

La patiente baisse les yeux et soupire.

– *"Vous êtes inquiète ? C'est ça ?*
– *Oui.*
– *Voulez-vous me parler de ce qui vous inquiète ?"*

Après quelques secondes qui me paraissent une éternité:

– *"Je ne sais pas quelles seront les conséquences de la radiothérapie."*

Je la regarde en silence en hochant la tête.

– *"Et puis, si ça ne suffit pas, on risque de me faire une chimio, je vais perdre mes cheveux (elle a de longs cheveux bruns ondulés).*
– *Vous avez peur de perdre vos cheveux ?*
– *Oui, c'est ça… je n'ai pas dit à mon mari que j'avais un cancer du sein, alors si je perds mes cheveux… Je ne sais pas quoi faire !*
– *Oui, je comprends votre inquiétude. Si vous êtes d'accord, j'en parle à l'infirmière. Au moment de la visite, elle demandera au médecin de vous ré-expliquer le traitement prévu et les effets secondaires éventuels.*
– *Oui, je veux bien, je n'ose pas en parler au médecin.*
– *Nous avons une psychologue qui est là pour parler avec les patients des situations délicates. Souhaitez-vous la rencontrer pour lui parler de vos soucis familiaux ?*
– *Pourquoi pas…*
– *Je vais demander au cadre du service ou à l'infirmière de la contacter. En attendant, votre repas refroidit !"*
– *Je lui tends son assiette avec un clin d'œil et en souriant. Elle me rend mon sourire en disant : "Merci de m'avoir écoutée" et mange une première bouchée.*

La reformulation

Définition

On appelle reformulation une intervention qui consiste à redire en d'autres termes et d'une manière plus concise ou plus explicite ce que l'interlocuteur vient d'exprimer, et cela de telle sorte que l'on obtienne l'accord de cet interlocuteur.

On peut reformuler des faits, des idées, des sentiments.

Intérêt

La reformulation comporte des avantages :

- elle donne à l'interlocuteur le sentiment de votre présence ou de votre compréhension,
- elle aide l'interlocuteur à aller plus loin, à approfondir ce qu'il pense ou à prendre conscience de ce qu'il ressent,
- elle diminue la tension qui parasite l'analyse objective d'une situation,
- elle permet à la personne de mieux entendre ce qu'elle dit elle-même. Elle l'aide donc à prendre conscience de ses comportements, ses émotions, ses difficultés et à trouver en elle les ressources pour y faire face.

D'après *Le développement de la personne* (Carl Rogers, Interéditions, 2005) et *La relation d'aide et la psychothérapie* (Carl Rogers et J.P. Zigliara, ESF, 2008).

Erreurs à éviter

- Interpréter le message verbal ou non-verbal sans vérifier l'exactitude de l'interprétation.
- Proposer des solutions trop vite.
- Interpréter les silences de la personne comme un désir de ne pas parler.
- Vouloir minimiser, dédramatiser : « Ça va aller, ne vous inquiétez pas ! » N'est-ce pas le soignant lui-même qui tente de se rassurer ?

Points essentiels

- Entendre et prendre en compte le message non-verbal.
- Mettre des mots sur l'émotion que la personne semble ressentir. Poser une question pour vérifier notre interprétation.
- Reformuler ce que la personne dit en reprenant l'idée ou le mot essentiel.
- Relancer en répétant un mot clé.
- Proposer une écoute, inviter la personne à s'exprimer sur sa difficulté.

- Éventuellement, poser des questions ouvertes ciblées pour faire préciser ou aider à l'expression.
- Compatir, c'est-à-dire montrer notre humanité, notre compréhension par un geste, un regard, un silence, un mot.
- Respecter les silences de la personne.
- Proposer, si possible, une solution après avoir cerné les points essentiels du problème. Orienter vers les personnes compétentes pour gérer les autres aspects des difficultés.
- Si nécessaire, expliquer et ré-expliquer.

4 Un patient en refus de soin : il refuse la chimiothérapie

L'être humain est poussé à chercher une plénitude de l'Être toujours plus grande, c'est-à-dire qu'il est poussé vers ce que la plupart des gens nomme les valeurs positives.

Abraham H. Maslow

Témoignage d'un soignant

Olivier, médecin dans un service de maladies infectieuses :

« J'ai repéré deux catégories de patients, en sachant que tous les intermédiaires existent : nous avons les patients qui posent beaucoup de questions, qui veulent tout savoir, ils analysent les protocoles proposés. Ces malades sont acteurs dans la démarche de soin. Ils sont parfois difficiles à gérer quand ils veulent tout contrôler. La deuxième catégorie concerne des patients qui ne posent aucune question. Ils semblent faire entièrement confiance au médecin. Ils sont très passifs dans la démarche et se reposent entièrement sur la compétence de l'équipe soignante. Leur prise en charge est parfois aussi difficile à gérer car ils peuvent avoir des comportements impulsifs, irrationnels et s'opposer brusquement à tout changement. C'est le cas de M. Félix.

M. Félix est un patient que nous traitons depuis plusieurs mois. Il est infecté par le VIH. M. Félix a 32 ans. Il travaille en tant qu'agent d'entretien. Il prend correctement son traitement antirétroviral. Il ne pose jamais aucune question sur sa pathologie ou sur les effets de ses traitements. Mais c'est un patient assez revendicatif et assez rigide dans son comportement. Il exige un traitement simple (peu de cachets par jour). La prise de rendez-vous est toujours compliquée parce qu'il veut venir à des horaires particuliers. Lors d'une consultation de suivi, nous avons découvert qu'il était atteint d'une leucémie aiguë. L'équipe médicale lui a prescrit une chimiothérapie à réaliser de toute urgence. Tout d'abord il a refusé toute idée de chimiothérapie. Les infirmières et les médecins du service lui ont expliqué la nécessité de ce traitement. Il a déclaré alors qu'il ferait sa chimiothérapie au retour de ses vacances, dans quatre semaines. À tour de rôle, les infirmières et les médecins sont revenus lui expliquer la nécessité d'accepter la chimiothérapie urgente.

Il n'a rien voulu entendre. J'y suis allé moi-même en vain. Nous lui disions : "M. Félix, vous devez vous soigner. Faites-nous confiance ! Vous avez un cancer, vous ne pouvez pas rester sans rien faire. La chimiothérapie, ce n'est pas agréable c'est vrai, mais ça ira. Vous n'avez pas le choix ! Vous n'êtes pas raisonnable. C'est urgent, vous ne pouvez pas attendre. En faisant la chimiothérapie, vous vous donnez toutes les chances de guérir..."

M. Félix nous répondait qu'il choisissait de prendre d'abord ses vacances qu'il attendait depuis longtemps avec impatience, qu'il ne pouvait pas décommander sa location et décevoir ses amis. "J'ai pas envie de prendre vos drogues, j'en ai assez comme cela..." Plus nous insistions, et plus il se mettait en colère, il refusait toute discussion. C'était un langage de sourds. Il se comportait comme une personne immature. L'équipe soignante était démunie et, disons-le, assez exaspérée ! »

Analyse

Un patient peut refuser un traitement ou des soins pour de multiples raisons. Nous allons en citer quelques-unes.

Mauvaise information ou transmission erronée de l'information

Nous remarquons parfois que des patients ne prennent pas leur traitement ou refusent les soins tout simplement parce qu'ils n'en ont pas compris l'intérêt. L'information a pu être dite trop rapidement ou avec des termes trop techniques. De plus, il ne faut pas oublier que certains patients peuvent être analphabètes ou d'origine étrangère. Le langage médical n'est pas toujours à la portée de tous.

Charge émotionnelle

L'annonce du diagnostic et du pronostic grave provoque un trouble émotionnel chez le patient. Cette décharge d'adrénaline (hormone du stress) perturbe le raisonnement logique et la mémorisation. Souvent, nous entendons dire : « Il ne veut pas entendre » ou « Il retient que ce qu'il veut ». En fait, sous l'effet de l'émotion, nous retenons ce que nous pouvons, nos capacités intellectuelles sont affectées momentanément. Le patient retient donc quelques informations qui ne sont pas toujours les plus importantes.

D'après *Beyond a joke: from animal laughter to human joy?* (Jaak Pansepp, Science, 2005, 308: 62-63).

Représentations négatives

Certains patients ont des réactions négatives face aux médecins qui représentent pour eux l'autorité. Cette réaction peut être due à une expérience difficile antérieure avec l'autorité médicale ou l'autorité d'une façon générale. Le rôle du médecin et de l'infirmière sera d'éviter de cristalliser cette colère vis-à-vis d'eux. Le médecin ou l'infirmière feront comprendre au patient que ce ne sont pas eux qui décident de lui prescrire quatre cachets trois fois par jour, mais que c'est la « nature » ou la recherche scientifique qui dicte cette prescription (telle molécule agit de telle façon sur telle cellule et pas sur telle autre).

Notion de choix

Dire que le patient choisit librement et en toute connaissance de cause de se faire soigner ou choisit de refuser le traitement est en fait une idée fausse. Le patient n'est pas libre car nous ne sommes pas libres. Nous sommes pilotés par nos mécanismes inconscients : nos mécanismes de défense, nos projections, nos représentations, nos peurs, nos croyances, plus ou moins inconscientes, les souvenirs inconscients d'événements plus ou moins traumatisants.

Les fondateurs de la PNL nous disent que nous faisons les meilleurs choix parmi ceux qui sont à notre disposition. Certaines personnes ont très peu de choix car elles sont bloquées dans des mécanismes inconscients qui les empêchent de faire autrement. L'exemple que je vais donner va peut-être vous choquer. Une personne qui décide de se suicider fait le meilleur choix pour elle à cet instant-là pour arrêter une souffrance trop difficile à supporter. Au moment où elle a agi, elle n'avait pas d'autre choix à sa disposition pour supporter ou atténuer sa souffrance. Autre exemple, nous entendons parfois dire (oui, même chez les soignants) : « Ce patient alcoolique est atteint d'un cancer du foie, c'est tant pis pour lui ! S'il n'avait pas bu... » Dire qu'une personne qui tente de se suicider choisit de mourir ou qu'une personne alcoolique choisit de boire n'est pas connaître et comprendre les puissants mécanismes psychiques qui dictent nos conduites. Le rôle des soignants est d'accompagner le patient pour lui permettre d'avoir plus de choix, l'aider à trouver en lui les ressources, les moyens, les capacités pour agir efficacement pour son bien-être physique, moral et psychologique. Cette prise en compte globale de la personne est oubliée par certains soignants, plus particulièrement par certains médecins spécialistes.

Relation négative à la médecine allopathique

Des personnes ont des représentations très négatives de la médecine allopathique. Elles ne se sentent pas assez écoutées, prises en compte en tant que sujet acteur de sa guérison. La médecine allopathique soigne souvent le corps sans se soucier de l'intégralité de la personne humaine. Certaines personnes stoppent tout traitement allopathique et suivent exclusivement les indications d'un thérapeute de médecine douce avec tous les risques que cela comporte. D'autres patients mettent toutes les chances de leur côté. Ils prennent un traitement allopathique complété par des soins en médecine douce et se font accompagner par une démarche psychologique. Ces patients sont de plus en plus nombreux.

D'après *La maladie a-t-elle un sens ?* (Thierry Janssen, Fayard, 2008) et *Solution intérieure* (Thierry Janssen, Fayard, 2006).

Peur des effets indésirables

Des patients appréhendent avec angoisse un traitement lourd et les effets secondaires possibles (trithérapie, chimiothérapie, intervention chirurgicale...) La peur de souffrir est plus forte que la peur de mourir.

Rejet de l'autorité

Enfin, certains patients « règlent leurs comptes » avec l'autorité, avec la société, avec leur famille, avec la vie... à travers la maladie, en refusant de se soigner : « On m'en a tellement fait baver depuis que je suis né, j'ai tellement subi, impuissant... Je vous enlève tout pouvoir, à vous les représentants du pouvoir, en vous refusant le pouvoir de me soigner ! » Des personnes sont en rupture avec leur famille, des jeunes sont en conflit avec leurs parents, de jeunes adultes ont vécu des situations difficiles de violence, de maltraitance, de rejet. Les blessures s'expriment parfois par la fermeture à l'autre, l'agressivité, la violence et l'autodestruction : « Les autres sont dangereux, pas dignes de confiance et moi, je ne vaux rien ». D'une part, toute structure, institution, toute autorité, seront perçues comme invasives, dangereuses. D'autre part, la personne se perçoit elle-même très négativement : « Je rejette avant d'être rejeté(e) car je ne peux qu'être rejeté(e) ». Éric Berne, fondateur de l'Analyse transactionnelle parle de positions de vie. Dans ce cas de figure, l'individu est dans une position « je suis nul et les autres sont nuls ».

D'après *L'Analyse transactionnelle, outil de communication et d'évolution* (Alain Cardon, Vincent Lenhardt et Pierre Nicolas, éd Eyrolles), *L'Analyse transactionnelle* (Gérard Chandezon, Antoine Lancreste, coll. Que sais-je ? Poche, 2005, PUF) et *Que dites-vous après avoir dit bonjour ?* (Éric Berne, éd. Tchou).

Objectifs

Face à un patient qui refuse un soin ou un traitement, la première difficulté pour un soignant, est de rester ouvert : ouvert à la réalité du patient, à ce qu'il est, à ce qu'il dit, mais aussi ouvert à ma propre réalité de soignant. C'est-à-dire ressentir que, face à l'attitude de refus du malade, je me ferme, je lui en veux, je ressens de la colère, de l'irritation contre lui, qui ne facilite pas les soins, contre moi qui ne trouve pas les mots pour le convaincre. Je reste ouvert aux sentiments de culpabilité, d'échec, de peur éventuellement. Très souvent, nous refoulons ces émotions ressenties désagréablement. Nous tournons notre attention vers l'extérieur et dans ce cas-là, en l'occurrence, vers l'attitude du patient perçue comme « absurde, immature ». Donc l'objectif premier est de rester ouvert à la réalité du patient, sans jugement envers son comportement et ouvert à ma propre réalité avec mes « forces et mes faiblesses ». (Voir le développement de cet aspect au chapitre sur la gestion du stress).

En acceptant la réalité telle qu'elle est (à l'extérieur et en moi), c'est-à-dire en me mettant en phase avec la réalité, je vais ressentir une détente émotionnelle, physique et mentale. Cet apaisement va me permettre d'analyser la situation dans son ensemble : représentation du patient, de sa maladie et du traitement, sa relation avec son entourage, avec l'équipe soignante, l'attitude de l'équipe, les causes de blocage... Après discussion en équipe pluridisciplinaire, il sera alors possible de concevoir des actions adaptées à l'objectif de soin et au patient en tenant compte de sa dimension complexe d'être humain. La démarche globale de l'équipe soignante sera de considérer le patient comme un partenaire à part entière dans la stratégie de soin.

Pistes d'actions

Créez une relation de partenariat avec le patient

Le patient est infecté par le VIH. Comme d'autres pathologies chroniques, l'objectif des médecins et des infirmières sera de créer une relation de partenariat avec le patient et non une relation de type dominant-dominé. Une relation de pouvoir implique que le médecin détient la vérité, la connaissance, le savoir. Le patient est celui qui ne sait pas, celui qui obéit, celui qui confie son corps, sa santé et sa vie entre les mains de ceux qui savent ce qui est bien pour lui. Dans une relation de partenariat, il s'agit de faire adhérer à un projet de soin. Le patient doit être partie prenante sur les choix de la stratégie de traitement. Le patient participe au processus de guérison. Dans ces conditions, un comportement d'observance est possible sur une longue période, voire pendant toute la vie du patient. Le médecin ne peut être efficace que si le patient adhère à la démarche de soin en venant régulièrement aux consultations, en suivant le traitement proposé, en prenant régulièrement ses médicaments.[1]

Suscitez une relation de confiance avec le patient : informez, expliquez

Le rôle de l'équipe soignante sera tout d'abord de créer une relation de confiance entre elle et le patient.

1 Autour de 10 % des patients infectés par le VIH sont perdus de vue dans un service pendant plus d'un an. « Prise en charge thérapeutique des personnes infectées par le VIH ». Recommandations du groupe d'experts. Rapport 2008 sous la direction du Professeur Yéni. Édition Médecine Sciences, Flammarion, 2008.

Comment l'équipe soignante peut-elle créer une relation de confiance avec le patient ? La confiance passe par l'explication : expliquer au patient le virus, son infection, l'atteinte sur le système immunitaire, les modes de transmission, l'évolution de la maladie avec le traitement approprié et l'évolution de la pathologie sans traitement. Des dessins réalisés devant le patient ou mis à disposition dans les services sont très utiles pour faire comprendre des effets du virus ou du traitement proposé. Nombre de patients refusent le traitement ou ne le suivent pas correctement pour la simple raison qu'ils n'ont pas compris la gravité de la maladie ou l'action du traitement. Le travail en équipe interdisciplinaire prend tout son sens et sa valeur avec les patients atteints d'une maladie chronique. L'aide-soignante pourra recueillir des informations auprès du patient au cours d'une toilette ou d'un repas. Ces renseignements permettront au médecin, à l'infirmière, de comprendre l'état d'esprit du patient face à la maladie et au traitement. Ils pourront ainsi adapter leur mode de transmission de l'information et l'accompagnement du patient. Ils pourront également faire appel à la psychologue, voire au psychiatre, à l'assistante sociale, aux rééducateurs (psychomotriciens, orthophonistes, kinésithérapeutes), dans l'hypothèse où ils soient présents et en nombre suffisant dans l'établissement. Dans le cas contraire, les réseaux ville-hôpital seront une ressource.

Tout au long de cet ouvrage, nous l'avons souvent dit, l'attitude appropriée est à rechercher au cas par cas. Concernant l'information, certains patients poseront beaucoup de questions, attendront des réponses précises, voudront connaître le diagnostic détaillé afin de connaître la vérité sur leur état de santé. Ils questionneront le médecin sur le pronostic et les traitements envisageables. Ils ne se contenteront pas de réponses floues. D'autres malades diront vouloir connaître la vérité. Paradoxalement, ils ne demanderont pas à voir le médecin, ne poseront pas de questions lors de sa visite et accepteront le traitement sans discuter. D'autres encore ne diront rien lors de la visite du « corps médical » (comprenez le chef de service avec un praticien, trois internes, un cadre et une infirmière) mais interrogeront avec angoisse l'aide-soignante. Ils ont été trop impressionnés par « ces » messieurs et leur « langage codé ». Ils auraient voulu qu'une infirmière ou un cadre se propose comme « interprète » et « passeur » de pont culturel. Nous pourrions aussi évoquer :

- ceux qui ne veulent pas savoir : « Guérissez-moi, faites de votre mieux, je vous fais confiance », sous entendu : « J'ai le droit de ne pas tout savoir » ;
- ceux qui croient savoir : « Je l'ai lu sur Internet, "ils" l'ont dit à la télé… » Ils retiennent une information partielle ou comprennent de façon erronée.

L'objectif n'est donc pas de donner les informations les plus complètes possible. Il s'agit d'entendre la demande spécifique du patient et d'inventer la stratégie la plus efficace pour l'accompagner.

Pierre Saltel, psychiatre au centre Léon-Bérard de lutte contre le cancer à Lyon, nous dit que la vérité n'est pas la réalité (de quelle réalité parle-t-on, celle du patient ? celle de la famille ? celle du médecin ?) « *Quand un patient pose une question, celle-ci est déjà, est d'abord, une réponse à son inquiétude, en ce sens qu'elle élimine toutes les autres questions, les autres formulations qu'il aurait pu utiliser et cette réponse qu'il choisit de se donner, il convient d'essayer de voir ce qu'elle cache et donc de ne pas toujours immédiatement la prendre pour sa seule interrogation (…) La vérité qu'attend le malade, c'est surtout la vérité de notre désir de le soigner, de l'aider et cela implique un questionnement : "Pourquoi ai-je envie de lui dire, de ne pas lui dire cela… Pourquoi maintenant… Qu'est-ce qu'il demande vraiment ?" (...) On ne peut pas échapper à ce questionnement angoissant par des formulations de principe* »[2].

Pour certains patients, il sera rassurant d'entendre que ce n'est pas le médecin tout seul dans son bureau qui prend les décisions. Il décide en équipe d'un traitement. « *La décision s'appuie sur les vingt ans d'expérience dans ce domaine, dans le monde entier. La communauté scientifique ne sait pas tout mais possède des données vérifiées et solides concernant cette pathologie et ses traitements.*

Paradoxalement, le soignant, infirmier ou médecin, doit rester humble tout en étant sûr de lui pour transmettre cette confiance au patient. Un malade inquiet a besoin de ressentir de l'assurance et de la conviction de la part du médecin ou de l'infirmière. »[3]

L'humilité du soignant passe, en fait, par une attitude d'écoute et d'ouverture : « Je suis à votre écoute. Si vous avez des questions ou si vous ressentez des effets secondaires dus au traitement, dites-le-nous, nous pourrons adapter le soin. Posez toutes les questions que vous souhaitez ». Le soignant reste ouvert dans la simplicité de la relation.

Quand le patient voit et comprend son intérêt, il peut alors adhérer et faire confiance.

Différence entre manipulation et influence

L'influence se distingue de la manipulation. Lorsque j'agis afin d'atteindre mon objectif ET celui de l'autre personne, j'influence. Lorsque j'agis volontairement au détriment de l'objectif, de l'intérêt de l'autre personne, je manipule. « *Atteindre votre propre objectif aux dépens de l'autre personne, ou même sans considération pour elle, constitue une manipulation. Ce qui rend cette manipulation volontaire si effrayante est que ceux qui possèdent ces compétences*

▷

2 Pierre Saltel, psychiatre au centre Léon-Bérard de lutte contre le cancer à Lyon (69), *Bulletin du cancer*, Volume 88, Numéro 4, avril 2001.

3 Xavier de la Tribonnière, praticien hospitalier.

acquièrent tant de pouvoir personnel qu'ils sont capables de dominer et de fourvoyer les autres jusqu'à en devenir malfaisants »[4].

Souvent, nous définissons la manipulation comme un acte volontaire et conscient et l'influence comme une action inconsciente. Ceci n'est pas exact. Je vais expliquer pourquoi par un exemple : des amis ont un fils de 17 ans qui a un très fort besoin de reconnaissance. Il a tendance à reproduire les comportements de ses amis pour se valoriser. Dans les soirées avec certains de ses camarades, il boit de plus en plus souvent de l'alcool. Un ami de ses parents l'a embauché deux mois en été dans la restauration. Ce patron est jeune, dynamique, non conformiste. Le jeune homme admire son enthousiasme, sa capacité de travail, son courage à diriger une entreprise en étant si jeune. Il se sent visiblement très valorisé d'être intégré dans une équipe de jeunes adultes et considéré à égalité. Observant que leur fils était à l'écoute de son employeur et, dans une relation de confiance, les parents ont demandé à ce dernier de parler à leur fils de sa propre adolescence, des erreurs de parcours, sa relation difficile avec l'alcool. Après ces deux mois, de retour au lycée, leur fils a beaucoup moins « copié » les copains. Il buvait très raisonnablement, était plus lucide et mature. Donc ses parents ont influencé leur fils sans qu'il le sache. L'ont-ils manipulé ? Ont-ils agi aux dépens du jeune ?

Un psychiatre américain, Milton Erickson, parlait à ses patients par l'intermédiaire de métaphores (entre autres) pour traiter leurs troubles psychologiques. Autrement dit, il s'adressait directement à leur inconscient pour les influencer, pour les aider à changer et donc répondre à leur demande.

L'hypnose éricksonienne a fortement influencé les créateurs de l'école de Palo Alto et de la Programmation neuro-linguistique (PNL).

D'après *Traité Pratique de l'Hypnose*. La *suggestion indirecte en hypnose clinique* (Milton H. Erickson et Ernest L. Rossi), *L'hypnose thérapeutique, quatre conférences* (Milton H. Erickson, ESF, 1986) et La *Technique d'Erickson, Changer* avec Milton Erickson (Zeig J.K., traduit par F. Robert, Hommes et Groupes éd., 1988).

Repérez les critères de valeurs

Voir chapitre 2 « Une patiente perçue comme exigeante ... », page 30.

Γ un cadre rassurant, structurant

attitude d'opposition ou de provocation peut se cacher une
ıce. D'accord, la souffrance ne justifie pas tout, mais le fait
ıde à ne pas « prendre » pour soi les critiques et à garder
à notre rôle et à notre objectif.

intégrité, interÉditions, Paris, 1987.

Une personne en colère, surtout dans le contexte d'un établissement de santé, a besoin d'être rassurée. Elle sera plus facilement rassurée et donc calmée si : (attention ! vous êtes prêts ?) elle est en face d'un soignant (donc vous !) sûr de lui, déterminé, ferme, accueillant, parlant de façon précise, concise, utilisant des termes simples, clairs, des phrases courtes (pas comme cette phrase), avec des gestes calmes, posés, rapides, précis, avec une attitude cohérente. Ouf ! Avoir une attitude cohérente signifie que vos paroles soient en phase avec ce que vous semblez faire et être en accord avec l'ensemble du service : les autres collègues, l'encadrement, les médecins ! Enfin... essayer, tendre vers... si possible !

Il s'agit d'être « contenant » en donnant des limites, des repères.

Donnez l'autorisation à la personne d'être en colère !

J'entends déjà certains lecteurs très en colère de lire cela ! « Comment ? L'encourager à être en colère ! »

Non, il ne s'agit pas de l'encourager, il s'agit de laisser la personne libre d'être ce qu'elle est : en colère ! De toute façon et de toute évidence, elle l'est ! Je n'ai pas dit « l'autoriser à taper sur moi ou à tout casser autour d'elle » mais la laisser libre d'exprimer verbalement son ressenti, sa colère.

Le patient a le droit « d'en avoir marre », d'être en colère contre des infirmières qui lui font mal avec les perfusions, il a le droit de ressentir que le traitement est trop lourd.

C'est une méthode de communication paradoxale qui est particulièrement adaptée face aux personnes qui sont dans la rébellion : les personnes toxicomanes ou en rébellion avec la société ou avec ses règles, avec tous ce qui symbolisent pour eux l'autorité (Oui, aussi avec vos enfants de trois ans, ou adolescents par exemple. Oui, avec votre mari aussi, madame et votre femme, monsieur !)

Prenons un autre exemple qu'un ami infirmier m'a, un jour, exposé pour expliquer l'esprit de cette démarche. Un jeune patient toxicomane refuse de monter dans la voiture d'un ambulancier qui est venu le chercher pour le transférer dans un autre service. Il lui dit : « Je fais ce que je veux, vous êtes un con, foutez-moi la paix... »

L'ambulancier pourra dire au patient : « Oui, vous avez la haine (reconnaissance du ressenti de l'autre), oui, vous avez le droit de penser que je suis un con (attention pas de malentendu, cela ne veut pas dire que je le suis d'accord), vous ne voulez pas monter dans la voiture (description des faits). Moi, je ne suis qu'ambulancier (je ne rentre pas dans l'affrontement), je ne suis là que pour vous transporter (je recadre mon rôle). Je vous propose (je le laisse libre) de venir avec moi (je propose ma collaboration) et vous pourrez expliquer tout cela (votre colère) au médecin (figure d'autorité).

Proposez l'inverse par une question interro-négative

Certaines personnes ont tendance à s'opposer systématiquement à tout ce qu'il leur est proposé. Les enfants vers l'âge de trois ans, puis plus tard les adolescents, ont besoin de se confronter à la limite, au « non » pour se construire. Certains adultes continuent, inconsciemment, à se positionner dans la différenciation, la rébellion, l'opposition.

Face à une personne qui s'oppose à tout traitement ou toute proposition d'aide, vous pouvez tenter une méthode paradoxale en proposant l'inverse de ce que vous voudriez que la personne fasse. Par exemple, en gardant l'exemple du patient toxicomane, l'ambulancier pourra lui dire : « Vous êtes libre de monter dans l'ambulance ou de ne pas monter, je ne suis pas là pour vous obliger. Vous avez droit à des soins. Nous avons l'obligation de vous soigner si vous le désirez. C'est à vous de décider ! Si vous ne voulez pas monter, vous ne montez pas. OK ! Donc vous ne voulez pas monter, c'est bien cela ? » Avec un ton calme sans agressivité et une phrase négative « ne… pas ». Que va-t-il répondre probablement ? « Et pourquoi je ne monterais pas ! » Cette méthode est efficace uniquement avec les « opposants systématiques ».

Revenons à Olivier, notre médecin, et à son patient.

Actions réelles de l'équipe soignante

Olivier nous raconte la suite de l'histoire :

« Les infirmières, les médecins, et même les aides-soignantes, tentaient de convaincre M. Félix d'annuler ses vacances et d'accepter le traitement. Certaines personnes tentaient la méthode douce, maternante, d'autres, la méthode forte c'est-à-dire l'autorité mais sans résultat. Au cours d'un staff en équipe interdisciplinaire, une psychologue du service nous aida à prendre conscience que, quelle que soit la méthode que nous avions utilisée, nous étions avec ce patient dans une relation de type « parent-enfant ». Autrement dit, nous infantilisions M.Félix soit en utilisant un mode affectif : « Allez ! Soyez raisonnable, prenez votre traitement, faites-nous confiance » et mêmes certains « Soyez gentil ! », soit sur un mode autoritaire : « Vous devez prendre votre traitement ! Vous n'avez pas le choix ! » Dans tous les cas, nous lui disions indirectement : « Nous, nous savons ce qui est bien pour vous. Vous, vous ne savez pas. »

Notre attitude engendrait soit de la soumission, soit de la rébellion. Nous avons donc décidé de changer de stratégie, sans trop y croire. Je retournai avec une infirmière voir M.Félix avec les propositions de l'équipe en tête. J'ai commencé par me détendre, physiquement et psychologiquement. Je me suis dit que je n'étais pas un surhomme dans la toute-puissance, que le patient avait le droit d'avoir son libre arbitre, je n'avais pas à le juger ou lui en vouloir de ne pas nous écouter. Je me suis assis sur son lit. Je lui ai dit : « Félix, je sais que c'est difficile pour vous l'annonce de cette nouvelle maladie. C'est à vous de prendre une décision. Mon rôle est de vous informer au mieux pour que vous puissiez prendre vous-même cette décision. Je n'ai pas le droit de vous imposer un traitement. Mais c'est mon devoir de vous informer de la maladie, de son évolution. Nous sommes là pour faire le maximum pour vous soigner si vous le souhaitez. Vous avez aussi le droit de sortir de cette chambre et de partir ». Puis, je lui ai décrit simplement mais directement : sa pathologie, les très fortes probabilités de mortalité d'ici quelques mois, voire quelques semaines sans traitement. Je lui ai dit qu'à son retour de vacances, il serait trop tard, mais aussi je lui ai décrit les chances de guérison avec la trithérapie, les effets secondaires. « Vous avez une leucémie. Sans traitement, vous allez mourir. Vous avez le choix : soit vous ne faites rien et dans un ou deux mois, vous êtes mort. Soit vous prenez un traitement lourd et la possibilité de vous en sortir est importante. Il y aura des moments pas très agréables mais vous avez la capacité de les surmonter »... Je lui ai parlé calmement, lentement, avec des phrases simples et courtes, d'un ton ferme, les yeux dans les yeux, en étant près de lui. Intérieurement, j'étais prêt à entendre qu'il acceptait ou refusait la chimiothérapie. Je lui ai demandé : « Que décidez-vous M.Félix ?» À notre grande surprise, il a tout accepté. Je lui ai reposé plusieurs fois la question : « Vous êtes sûr ? Vous êtes d'accord d'annuler vos vacances ? Vous êtes d'accord pour qu'on commence la chimiothérapie ? » Les rôles s'inversaient, c'est lui qui demandait d'être pris en charge. Ensuite, il a bénéficié de six cures de chimiothéra pie sur six mois. Il a fait deux complications infectieuses graves suite à deux cures. Son état était à chaque fois très critique. Cette histoire date de cinq ans. Il est guéri de sa leucémie, il va bien. Il continue sa trithérapie. Son comportement a changé. Il est moins en réaction contre le monde médical, contre sa maladie. Il semble mieux dans sa peau. Il est plus mature, il est devenu plus autonome. Avec le recul, j'observe que le travail en équipe pluridisciplinaire a été déterminant avec ce patient. Ce constat est récurrent avec de nombreux patients. En effet, aux pathologies chroniques s'associent souvent des problèmes psychologiques (dépression, décompensation, crises d'angoisse, comportement de fuite ou d'agressivité, addiction...), des difficultés sociales (soucis financiers, de logement), professionnelles (perte de l'emploi, adaptation à une fonction suite à la maladie...), tensions familiales (rejet de la famille, divorce, surprotection). Les concertations entre professionnels ont souvent débloqué des situations délicates et ont pu éviter des drames. En tant que médecin, j'ai parfois encouragé des patients dans leur recherche d'emploi ; je les ai orientés vers tel ou tel professionnel. Je ne compte pas les fois où j'ai décroché le téléphone devant un patient pour amorcer une prise de rendez-vous dans une structure d'accueil ou de conseil. Si un patient désespéré se laisse mourir, mon rôle n'a aucun sens. J'ai encore plus souvent observé que, soit par manque de temps, soit du fait de mon regard pointé trop exclusivement sur la problématique somatique, je ne percevais pas une détresse, un appel à l'aide, une difficulté sociale majeure. Une aide-soignante ou un infirmier ou un autre professionnel nous alertait, moi et mes confrères sur cette dimension. La prise en charge du patient était d'autant plus efficace lorsque nous avions su en tenir compte.

Observance et adhésion : quelques idées clés

L'observance

L'observance est un comportement selon lequel le patient prend son traitement en respectant les modalités prescrites par le médecin : assiduité, régularité, suivi exact des dosages, des voies d'administration, respect des intervalles entre les prises et des conditions spécifiques d'alimentation, de jeun, de boissons ou de substances pouvant modifier la pharmacocinétique du traitement.

L'observance représente le comportement du patient vis-à-vis de son traitement.

L'adhésion traduit l'état psychique du patient vis-à-vis de son traitement.

L'observance qui implique une action, découle de l'adhésion du patient.

L'adhésion

L'adhésion représente la capacité du patient à adopter une démarche active, à faire sien le traitement et à en devenir partie prenante.

L'adhésion dépend de la représentation que se fait un patient de sa maladie, de son traitement. Elle résulte de nombreux facteurs dont la durée du traitement, l'impact des prises de médicaments sur la vie quotidienne, le rapport entre le patient et le soignant. Un médecin qui sait écouter avec respect et prendre en compte les besoins spécifiques du patient, facilitera l'adhésion active du patient.

Définition de l'éducation thérapeutique pour l'infection à VIH

L'éducation thérapeutique consiste à aider le patient à acquérir d'une part, des compétences théoriques (comprendre l'infection à VIH ou hépatites virales, les traitements, les complications...) et d'autre part, des compétences pratiques (comprendre les ordonnances, les prises des médicaments, les effets indésirables).

Quand on sait que 95 % d'observance sont nécessaires pour assurer une efficacité maximale en cas d'infection à VIH, on comprend l'enjeu de l'éducation thérapeutique.

L'accent est également mis sur les conduites préventives concernant les moyens de protection : vie sexuelle, procréation, diététique, réduction des addictions...

L'objectif de l'éducation thérapeutique est d'inciter le patient à devenir acteur de l'efficacité de son traitement en contribuant au maintien ou à l'amélioration de sa santé et de sa qualité de vie, à court et long terme.

Les entretiens d'éducation thérapeutique sont préconisés lors des phases suivantes :

- la découverte de l'infection,
- le premier contact avec un nouveau centre de prise en charge,
- la préparation au traitement,
- l'initiation du traitement,
- la modification du traitement,
- l'apparition d'évènements intercurrents,
- les échecs thérapeutiques,
- les protocoles thérapeutiques.[5]

Erreurs à éviter

- Argumenter auprès du patient en donnant uniquement des explications rationnelles.
- Considérer que l'équipe soignante sait ce qui est bien pour le patient. C'est-à-dire penser que le patient n'a pas la capacité de comprendre et décider tout ce qui concerne sa santé.
- Culpabiliser, infantiliser, menacer le patient qui refuse son traitement.
- Juger une personne dont on ne comprend pas le comportement. Rompre la relation de soin.
- Penser que l'on doit absolument comprendre les comportements d'un patient pour pouvoir l'aider.
- S'en vouloir de ne pas réussir à convaincre le patient de prendre son traitement.
- Prendre au premier degré le refus du patient. Laisser la personne malade face à ses responsabilités : « C'est elle qui a choisi ».

Points essentiels

- Considérer le patient comme un acteur nécessaire et compétent dans l'efficacité de la prise en charge de sa maladie et l'amélioration de sa santé.
- Établir une relation de confiance avec le patient. Informer, expliquer en tenant compte de sa représentation de sa maladie, de son traitement et de ses attentes.

5 « Prise en charge thérapeutique des personnes infectées par le VIH », Rapport 2008, Recommandations du groupe d'experts, sous la direction du Professeur Yéni, Médecine-Sciences, Paris, Flammarion.

- Créer une relation de partenariat avec le malade, lui permettre de collaborer à la stratégie de traitement et au processus de guérison.
- Si nécessaire, donner l'autorisation au patient d'être en colère, d'exprimer ses doutes ou ses émotions.
- Poser des questions, écouter pour comprendre le sens du refus. Repérer les critères de valeur du patient.
- Décider en équipe pluridisciplinaire de la stratégie de communication la plus adaptée au patient en recueillant l'avis et les informations de chaque professionnel (de l'aide-soignant au médecin). Solliciter une médiation si nécessaire (médecin d'un autre service, psychiatre, psychologue...)
- Donner un cadre rassurant, structurant.
- En dernier ressort, accepter soi-même de ne pas comprendre la « logique » du patient, ses décisions ou son comportement.

Références

D'Ivernoy J.F., Gagnayre R. *Apprendre à éduquer le patient.* Masson, 2008.

De Lassus R., *L'Analyse transactionnelle,* Marabout, 2007.

Lenhardt V., Nicolas P. Cardon A. *L'Analyse transactionnelle, outil de communication et d'évolution,* Éditions d'Organisation, 1986.

Simon D., Traynard P.Y., Bourdillon F., Grimaldi A. *Éducation thérapeutique : Prévention et maladies chroniques.* coll. Abrégé, éd. Masson, 2006.

Tourette Turgis C., Rebillon M. *Accompagnement et suivi des personnes séropositives sous traitement antirétroviral.* Comment Dire, 2000.

II

Soignants-patients : la bientraitance confrontée à la violence

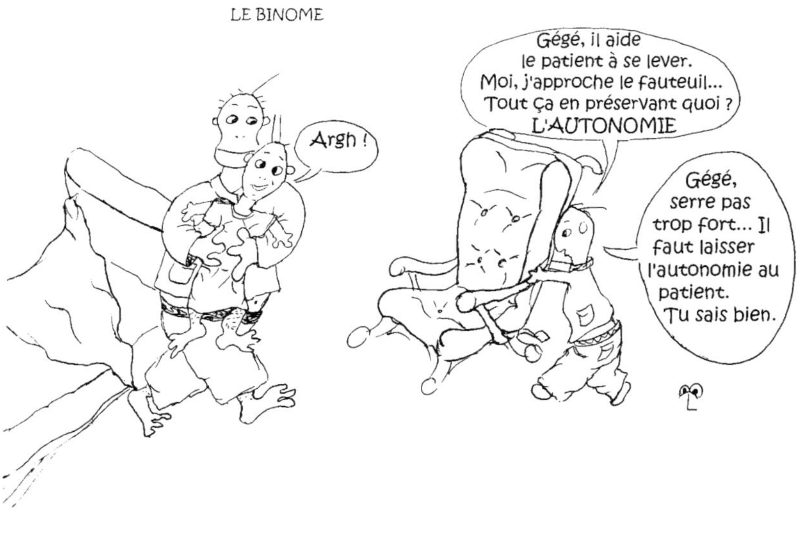

Les exemples de violence physique sont de plus en plus fréquents à l'hôpital.

Le journal *Ouest France* titrait le 19 novembre 2008 : « Le personnel hospitalier souffre en silence ». En effet, le rapport paru en décembre 2008 de l'Observatoire national de la délinquance montre que les injures, les menaces et surtout les violences physiques envers le personnel hospitalier étaient en hausse de 16,5 % en 2007 par rapport à l'année 2006. « Le secteur de la psychiatrie concentre plus de la moitié de ces agressions. Les deux autres structures les plus touchées : les services des urgences et la médecine générale. Dans 90 % des cas, le personnel ne porte pas plainte pour « *ne pas altérer le lien de confiance construit avec le patient ou parce qu'il estime que la maladie explique l'acte* »[1].

Ce même rapport indique aussi que les incidents signalés par les médecins ont augmenté de 61 % entre 2006 et 2007 : « Les agressions verbales, qui représentent près de la moitié de ces incidents, ont augmenté de 80 %. Les agressions physiques sont en hausse de 50 % (108 faits en 2007). Causes principales des incidents ? Temps d'attente jugé excessif par le patient, refus de prescription, refus de délivrer un médicament... »

Une étude sur les agressions verbales et physiques déclarées comme accident du travail durant cinq années au sein du CHU de Clermont-Ferrand, a été publiée en 2005. Elle montre que 4,3 % des arrêts de travail déclarés sont dus à des agressions. Les services les plus concernés sont les urgences, la psychiatrie et la gériatrie. Les principales situations d'agression sont : le contact avec un patient agité, un refus de soins, le contact avec un patient psychiatrique et avec un patient alcoolique ou toxicomaniaque[2].

Des situations qui semblaient anodines peuvent très rapidement dégénérer. Au risque de nous répéter, les soignants doivent faire vite, toujours plus vite. Le travail se fait souvent dans l'urgence, dans le bruit, en étant constamment interrompu dans ses actions. La peur de l'erreur augmente le stress avec la menace de la plainte. Les patients sont de plus en plus exigeants, informés ou en demande d'information (tant mieux, ils veulent être acteurs de leurs soins).

Une infirmière témoigne : « *Je travaille dans un service d'urgence d'un CHU dans le nord de la France. La salle d'attente est en permanence pleine de monde jour et nuit. Nous recevons fréquemment des personnes en grande détresse physique, sociale et psychologique : des SDF, des patients alcooliques ou dépendants de la drogue. Des malades psychiatriques arrivent en situation de crise. Ils sont hospitalisés quelques jours puis les médecins les font ressortir, souvent à cause du manque de lits. Ils reviennent quelques semaines plus tard. Nous voyons toujours*

1 *La criminalité en France*, rapport de l'Observatoire national de la délinquance paru en décembre 2008, éditions du CNRS, 2008.

2 Étude des agressions du personnel du Centre hospitalier universitaire de Clermont, Revue, Masson, Paris, 2005.

les mêmes. Nous sommes quotidiennement soumis à l'agressivité, aux cris, aux injures. Tout soignant du service a connu la violence verbale et physique : menace, coups, gifles, crachats. Nous accueillons aussi aux urgences, des patients très âgés atteints de démence de type Alzheimer. Ils sont très agités, complètement désorientés, apeurés. Ils crient, ils tapent, ils s'agrippent ou ils se recroquevillent sur eux-mêmes. Quoi que nous fassions, nous avons le sentiment désagréable de les maltraiter, par manque de temps, de moyens, de formation. »

Dans ces conditions, il est humainement difficile d'agir efficacement, d'être intérieurement disponible, calme, attentif aux demandes explicites et implicites des patients. Comment maintenir une démarche de soins de qualité respectueuse des besoins essentiels des patients ? Comment développer la bientraitance et prévenir la maltraitance ?

Cette infirmière nous parle d'un service où l'agressivité et la violence sont particulièrement présentes. Bien heureusement, ce n'est pas le cas de tous les services dans les établissements de santé. Mais ce témoignage, qui n'est pas unique et exceptionnel, montre qu'il y a un risque de banalisation de la violence subie par les soignants.

Dans ce chapitre, nous n'aborderons pas la gestion de la violence dans des cas extrêmes mais des situations couramment rencontrées dans les services.

Nous allons apporter des éléments de réponse aux questions suivantes :

- Comment réaliser des soins de qualité auprès d'une patiente atteinte d'une démence sénile de type Alzheimer ?
- Comment repérer les risques de violence physique et les prévenir ?
- Comment se prémunir de l'agressivité et de la violence ?
- Comment éviter d'être maltraitant quand nous sommes confrontés à la violence physique d'un patient désorienté ?

5 Une patiente âgée : elle ne veut pas se déshabiller lors de la toilette

Si je diffère de toi, loin de te léser, je t'augmente.

Saint-Exupéry, *Lettre à un otage*

Témoignage d'un soignant

Sylvie est aide-soignante depuis un an dans une maison de retraite. Du haut de ses un mètre cinquante-cinq, elle est enchantée de jouer pleinement son rôle de soignante après avoir travaillé une dizaine d'années en tant qu'agent hospitalier. Elle est toute menue et à l'approche de la cinquantaine, elle doit trouver des stratégies pour soulever ou déplacer les résidants sans endommager son dos.

Elle prend à cœur son métier et les soins auprès des personnes âgées. Elle a tant souhaité exercer cette fonction ! Elle a investi de longues soirées à préparer le concours après une journée de travail, une fois les enfants couchés. En tant qu'agent hospitalier, elle exécutait les mêmes activités que les aides-soignantes. Plus précisément, cela dépendait du bon vouloir des aides-soignantes : s'il en manquait une, elle faisait le travail d'aide-soignante ; quand sa collègue revenait, elle reprenait la « serpillière » et le chiffon !

Après l'école d'aide-soignante, elle est revenue dans la même maison de retraite pour continuer à prendre soin des personnes âgées. Sa propre mère est très âgée et elle n'est plus très vaillante... Sylvie évite d'y penser mais d'ici peu de temps, elle devra prendre une décision pour sa mère...

Oui, c'est cette idée qui lui donne de l'énergie : « Bichonner, protéger les papis et les mamies » comme elle dit.

Mais voilà, depuis plus d'un mois, elle a des soucis avec Mme Fréasse (le personnel l'appelle Éléonore). Éléonore est une résidante de 94 ans. Elle est de petite taille et de plus en plus menue. Elle est entrée à la maison de retraite à la saison précédente. Depuis son arrivée, elle s'est beaucoup affaiblie. On la laisse dans sa chambre la plupart du temps, elle est installée au fauteuil quelques heures, certains jours. Les soignants la douchent de plus en plus rarement. Sa toilette et les changes se font au lit pour ne pas la fatiguer. Sylvie n'a pas besoin de questionner les médecins, elle voit bien qu'Éléonore en a fini avec ce monde-là. Elle se laisse « glisser ».

Elle semble désorientée, le regard perdu et interrogateur. Sylvie ne l'a jamais entendue parler. La plupart du temps, elle est calme et docile. Elle a tendance à se replier sur elle-même. Depuis un mois, à chaque fois que Sylvie veut la changer ou lui faire sa toilette, Éléonore s'agite, elle crie, s'agrippe à ses vêtements avec un air apeuré. Aucune parole ne l'apaise. « Rien n'y fait » dit Sylvie. À contrecœur, Sylvie demande de l'aide à une ou un collègue pour la déshabiller de force. C'est incroyable comme un petit bout de bonne femme toute frêle peut avoir de la force ! Le change ou la toilette sont effectués dans les cris. Sylvie en est toute bouleversée. *« Je ne peux quand même pas la laisser souillée ! Je ne sais plus quoi faire ! »*

Demandons à Sylvie ce qu'elle dit à Éléonore : *« Je lui explique ce que je vais faire tout en préparant ce dont j'ai besoin. Je lui dis : "Allez Éléonore, c'est l'heure de la toilette ! Vous verrez, c'est agréable de se sentir propre ! Soyez gentille ! Laissez-moi vous déshabiller. Enlevez vos mains. Laissez-moi faire. On va vous faire une petite toilette. Vous me connaissez, vous savez bien que je suis là pour vous faire du bien…" Rien n'y fait, elle s'agrippe à ses vêtements. Si on l'emmène dans la salle de bain, on n'a aucun problème, elle se laisse faire. Mais elle est beaucoup trop faible maintenant pour être transportée. »*

Comment aider Sylvie ? Comment comprendre l'attitude d'Éléonore ? Certains diront : « Elle est atteinte par la maladie d'Alzheimer, elle ne sait pas ce qu'elle fait, elle ne comprend pas ce qu'on lui dit. Son comportement n'est pas logique. On n'a pas le choix. Il faut la laver de force et faire vite pour l'embêter le moins longtemps possible. »

Analyse

Comment comprendre le comportement d'une personne désorientée ?

Cette patiente est atteinte d'une démence sénile de type Alzheimer. Elle est désorientée, elle ne distingue plus le matin et le soir ni elle ne sait où elle se trouve. Elle n'a plus accès à certaines de ses capacités intellectuelles. Elle ne mémorise plus les informations immédiates. Ce qui lui a été dit quelques heures auparavant s'est effacé de sa mémoire. (Voir encadré sur les démences, page 64).

Certains de ses sens peuvent être aussi affaiblis voir déficients. Par contre, sa capacité à ressentir des émotions est bien présente.

Elle est très sensible à l'ambiance générale, aux sons ambiants (cris, silence, musique…), à l'aspect émotionnel de la relation (le ton de voix, la distance entre elle et la personne, les gestes doux ou brusques, le rythme de la voix, l'attention portée sur elle ou pas). Chez les patients atteints de démence sénile (et non de la maladie d'Alzheimer) de nombreux soignants témoignent que les symptômes de la pathologie diminuent ou stagnent en agissant sur l'ambiance de vie de l'institution (environnement matériel et entourage humain).

Par ailleurs, il est important de rappeler qu'au début de la maladie, une personne peut présenter un trouble démentiel à un moment de la journée et être assez lucide à un autre moment.

Au cours d'une séance d'analyse de pratique professionnelle pour comprendre le comportement d'Éléonore, nous avons posé de multiples questions à Sylvie :

Depuis combien de temps a-t-elle changé de comportement ? Comment la toilette se passait à son arrivée dans l'institution ? A-t-elle ce comportement avec tous les soignants ? Avec les hommes comme avec les femmes ? Où a lieu la toilette ? Son comportement change-t-il selon le lieu ? Selon le moment de la journée ? Comment est Éléonore juste avant ? Juste après ? Est-ce que des soignants ont entendu Éléonore parler ? Cette dernière réagit-elle quand on lui parle ? Semble-t-elle comprendre ce qu'on lui dit ? Lui pose-t-on des questions ouvertes : par exemple « Où préférez-vous être lavée ? Comment s'est passé votre nuit ? » Ou des questions fermées : « Êtes-vous d'accord pour que je fasse votre toilette maintenant ? » Lui laisse-t-on le temps de répondre ? Comment est positionnée Sylvie quand elle parle à Éléonore ? En face d'elle ? Sur le côté ? À la même hauteur ? À quelle distance ? Éléonore a-t-elle une bonne vue ? Reconnaît-elle les soignants ? Comment se lavait-elle quand elle était chez elle ? Est-elle en chambre seule ou en chambre double ? Y a-t-il d'autres personnes présentes pendant la toilette ou le change ? Est-ce que Sylvie en a parlé avec ses enfants ? Qu'est-ce qu'ils en disent ?

Quel est l'environnement de sa chambre ? Comment est positionné son lit par rapport à la fenêtre ? Par rapport à la porte ? Y a-t-il des rideaux ? Y a-t-il des photos aux murs ? Où sont placées ces photos ? Qu'y a-t-il sur ces photos ?

À toutes ces questions, nous avons repéré, d'une part, qu'Éléonore était très pudique, la toilette se passait très bien quand elle avait lieu dans la salle de bain, avec un seul soignant avec elle et de préférence une femme, douce et calme. D'autre part, nous avons découvert qu'une photo de sa famille est placée en face de son lit.

Nous avons fait deux hypothèses :

1. Éléonore perd ses repères quand on lui fait sa toilette dans le lit, elle ne comprend pas ce qu'on lui fait, pourquoi on la déshabille. Il serait donc préférable de la lui faire dans la salle de bain quand elle n'est pas trop fatiguée.
2. Éléonore est gênée par la « présence » de sa famille pendant la toilette ou les changes dans la chambre, la photo étant accrochée au mur en face d'elle.

Les démences

Généralités

La démence n'est pas une maladie en soi, mais un syndrome dont il faut rechercher la cause.

Les démences dégénératives, dont le modèle est la démence de type Alzheimer, sont les plus fréquentes, 60 % de l'ensemble des démences.

Les démences non-dégénératives peuvent être causées par un problème vasculaire, une affection générale (comme une hypothyroïdie). Il est important de différencier une démence d'un état dépressif assez fréquent chez les personnes très âgées.

La maladie d'Alzheimer

La maladie d'Alzheimer est une maladie neurodégénérative du système nerveux central caractérisée par une détérioration progressive des fonctions cognitives. Elle s'accompagne d'une série de symptômes qui comprend des pertes de mémoire, de jugement et de raisonnement, des difficultés à fonctionner au jour le jour avec des troubles de l'orientation dans l'espace et dans le temps ainsi que des changements d'humeur et de comportement.

Le terme de maladie d'Alzheimer est aujourd'hui utilisé pour évoquer différentes démences séniles où apparaissent les mêmes troubles. C'est un abus de langage.

Les symptômes

Les symptômes de la maladie d'Alzheimer débutent, en général, vers cinquante/soixante ans, ou plus tôt parfois. L'ensemble de ces symptômes n'apparaît pas au tout début de la maladie, mais d'une manière progressive.

La démence sénile de type Alzheimer, elle, survient chez des personnes de plus de soixante-cinq ans.

« Chaque démence est un cas particulier. Les patients débutent la maladie avec un vécu différent ; ils ne souffrent pas tous des mêmes symptômes, dans le même ordre, ni avec la même sévérité »[1].

La détérioration des fonctions intellectuelles

Dans la maladie d'Alzheimer, elle est plus massive et profonde que dans d'autres démences.

Dans la démence sénile de type Alzheimer, la détérioration des facultés intellectuelles – bien que très proche de celle de la maladie d'Alzheimer – est plus lente, elle évolue généralement par paliers et sur une plus longue durée.

Les troubles psycho-comportementaux

- La dépression : elle est très fréquemment observée dans la maladie d'Alzheimer.
- Les troubles émotionnels : agressivité, anxiété, peur.
- L'agitation, l'instabilité psychomotrice, la déambulation.

1 Duquenoy Spychala K., Comprendre et accompagner les malades âgées atteints d'Alzheimer. éd. Erès, 2002.

- Les troubles de type psychotique : les idées délirantes, les fausses reconnaissances ou troubles de l'identification et les hallucinations.
- Les troubles du langage : ils sont divers.
  - réduction du langage ou logorrhée : le malade parle abondamment et son discours est difficilement canalisable,
  - manque du mot juste : le sujet ne trouve plus le mot juste, il utilise des périphrases (pour stylo, il dira : « c'est un truc pour écrire »),
  - palilalie : c'est la répétition rapide et incontrôlable d'un mot.
- Les troubles neurovégétatifs : les troubles de la sexualité, du rythme veille-sommeil, du comportement alimentaire, l'incontinence.
- Les troubles praxiques : l'apraxie est l'incapacité d'effectuer des gestes volontaires adaptés à un but alors que les fonctions motrices et sensorielles sont normales.

Pistes d'actions

Comment Sylvie a-t-elle agi suite à cet échange entre professionnels ? Écoutons son récit un mois plus tard.

« Éléonore était dans son lit. Je me suis positionnée en face d'elle de façon à ce qu'elle me voit, tout près d'elle, à la même hauteur. Je lui ai pris doucement la main. Je lui ai parlé. J'ai répété plusieurs fois : "Bonjour Éléonore, je suis Sylvie, l'aide-soignante, c'est le matin, je viens vous aider à faire votre toilette". Oui, j'ai répété plusieurs fois, cela me semblait étrange de parler comme cela, je parlais doucement mais j'articulais bien. Elle a tourné la tête vers moi et m'a regardé avec ses yeux verts, je remarquai leur couleur pour la première fois. J'ai repris quand j'étais sûre qu'elle me regardait : "Je vais faire votre toilette, je viens enlever la photo de votre famille." Je l'ai redit plusieurs fois et j'ai retourné la photo tout en lui parlant. Je suis revenue tout près d'elle, en face d'elle, je lui ai redit : "Votre famille n'est plus là pour l'instant, il n'y a que vous et moi dans la chambre, je vais faire votre toilette, d'accord ?" Elle me regardait attentivement sans rien dire, calme. Tout en lui parlant doucement, en lui décrivant ce que j'allais faire, j'ai commencé la toilette. À ma grande surprise, elle m'a laissée lui enlever la chemise de nuit. Je n'ai pas procédé comme je l'avais appris à l'école d'aide-soignantes : du plus "sale" au moins "sale". J'ai procédé du moins "intime" au plus "intime". J'ai passé le gant sur ses mains puis ses bras, ses épaules. Je n'ai lavé son visage que lorsque je l'ai sentie suffisamment détendue. Ses jambes et son bassin étaient couverts pendant que je lavais le haut de son corps et vice versa. Elle n'était jamais entièrement nue sur son lit. Si une collègue tentait d'entrer dans la chambre pour me parler, je l'interrompais et lui demandais d'attendre que j'aie fini. Cela n'a pas simplifié mes relations avec certaines soignantes mais ma priorité était le respect de la pudeur d'Éléonore ; je m'étais engagée auprès d'elle d'être seule avec elle. Je me devais de tenir mon engagement. Son changement d'attitude était une telle

victoire ! Lui faire une toilette au lit dans le calme ! La toilette terminée, j'étais tellement heureuse que je me suis assise sur le lit et je lui ai dit : "Éléonore, je viens de passer un bon moment en votre compagnie !" Certains de mes collègues ne me prendraient pas au sérieux mais je peux vous assurer qu'Éléonore me regardait bien dans les yeux, elle m'a pris la main et me l'a serrée. Ensuite, j'ai remis la photo de la famille à sa place. À la relève suivante, j'ai expliqué à mes collègues comment j'avais procédé. À partir de ce jour, au moment du change et de la toilette, nous retournons la photo de sa famille et tout se déroule tranquillement.

Explications : la démarche

1. Établissez le contact avec la personne âgée désorientée. Pour cela :
   - Appelez-la par son nom pour qu'elle se souvienne de son nom et qu'elle sache que c'est à elle que l'on s'adresse. Répétez-le plusieurs fois pour lui donner le temps de sortir de sa torpeur.
   - Établissez un contact visuel, mettez-vous dans son champ de vision, tout près d'elle. Si la personne nous voit, elle sera plus attentive, plus rassurée aussi.
   - Établissez un contact tactile, touchez doucement la main ou l'avant-bras (c'est moins intime que la main). Soyez proche d'elle, à la même hauteur. Évitez les situations où la personne est allongée dans son lit et où vous lui parlez à cinq mètres ou à cinquante centimètres mais au-dessus d'elle.
   - Redites votre nom et précisez votre rôle.

   Ainsi, les trois sens sont stimulés : la vision, le toucher, l'audition.
   - Soyez vous-même le plus calme possible, avec des gestes doux, la voix posée. Ne criez pas, ne parlez pas fort avec une voix aiguë sous prétexte qu'elle ne vous entend pas ! Les personnes désorientées sont très sensibles aux messages non-verbaux et à l'état intérieur qui se dégage de l'autre.
2. Formulez des phrases courtes, très simples, avec une seule information à la fois pour aider à la mémorisation et à la compréhension.
3. Utilisez la forme directe. Dire « je », ne pas dire « on va faire la toilette » ou « c'est l'heure de la toilette » (forme impersonnelle).
4. Répétez, répétez lentement et doucement plusieurs fois la même information courte. En effet, la personne est peut-être « perdue » dans ses pensées, dans son monde, dans ses sensations. Elle a besoin d'un temps beaucoup plus long pour « revenir », réaliser qu'on s'adresse à elle et comprendre le sens des paroles.
5. Répétez en observant la personne : ses mouvements, les expressions de son visage, son regard, sa respiration, ce qu'elle dit pour celles qui parlent, les changements dans sa voix ou de ses cris. Avec un peu d'entraînement et de patience (c'est vrai) vous découvrirez qu'une personne qui ne parle pas avec des mots, communique beaucoup autrement. Un autre mode

de relation très riche peut s'établir. Chaque personne désorientée crée son propre langage en fonction de son vécu, de ses souvenirs. Il s'agit alors de décoder ce langage à travers son comportement non-verbal.
Régulièrement des soignants (médecins, infirmiers, aides-soignants...) me disent : « M. Untel, on ne peut pas communiquer avec lui, il ne parle pas ! » Avec un bébé de trois mois, vous ne communiquez pas ? Avez-vous la même relation avec un bébé de trois mois qu'avec un objet ? Oui, je vous provoque, mais cela revient à dire la même chose. Dans combien de maisons de retraite ou de services de long séjour, les personnes âgées sont uniquement lavées, changées, habillées, assises, couchées, nourries ?
J'ai aidé le personnel d'une maison de retraite à concevoir leur projet de vie, autrement dit le projet institutionnel. La première étape consistait à réaliser une évaluation de l'existant. Les soignants m'avaient demandé de les aider en interviewant quelques résidants et des familles. Je suis entrée dans une chambre double. Deux dames en fauteuil roulant y logeaient. J'ai commencé à m'entretenir avec l'une d'elles, habillée très simplement. Ses mains avaient visiblement connu de pénibles travaux manuels. J'avais quelques difficultés à la comprendre au tout début de l'entretien car il lui manquait la quasi totalité des dents, sauf trois rescapées. Est-ce elle qui, peu à peu, parlait mieux ou moi qui m'habituais, car rapidement le dialogue s'est instauré. Elle répondait à toutes mes questions. Elle était là depuis plusieurs années, elle s'était habituée à tout, elle ne se plaignait de rien. Je me suis donc intéressée à sa vie, son ancien métier, son mari décédé, son fils (décédé aussi), aux joies d'antan, aux peines aussi. Après trois quarts d'heure de discussion émouvante, je pris congé. Par courtoisie, j'adressais quelques mots à sa voisine de chambre, une dame très alerte. Elle ne répondit pas à ma question, elle regardait sa compagne de chambre d'un air interloqué. « Je suis très surprise, me dit-elle, je partage cette chambre depuis un an avec cette dame et je ne l'ai jamais entendue parler ! J'étais persuadée qu'elle ne parlait plus ! » Incroyable, non ? En questionnant le personnel, ce dernier reconnaissait qu'il s'adressait à cette dame par des questions fermées : « Vous avez bien dormi ? Voulez-vous aller aux toilettes ? Vous n'avez plus faim ? J'éteins la télé ? » Depuis un an et peut-être beaucoup plus, cette dame qui n'avait pas de visites extérieures, n'avait eu l'occasion que de dire « oui » et « non », d'où sa difficulté à parler correctement au début de notre entretien. Pourquoi ne parlait-elle pas avec sa voisine de chambre ? Je ne le sais pas. Elle-même était issue d'un milieu social très simple, sa voisine très élégante d'une famille plus aisée. Cette dernière avait aussi régulièrement des visites. Est-ce par timidité, par gêne ?
6. Expliquez ce que vous allez faire, toujours avec des mots simples, en parlant tranquillement (ce qui ne veut pas dire avec un ton de voix aigu infantilisant).

7. Ce peut être l'occasion d'évoquer son passé, (pas le votre, le sien – quoique, pourquoi pas ?) : « Comment vous laviez-vous quand vous étiez une jeune femme ? Vous en souvenez-vous ? Vous laviez-vous au lavabo ? Preniez-vous des douches ? des bains ? Vous souvenez-vous de l'odeur du savon ? Vous souvenez-vous de la température de l'eau à cette époque ? À quel endroit vous vous laviez ? Aviez-vous une salle de bain ? À quoi ressemblait l'endroit ? Est-ce que c'était un moment agréable ? » Si la personne ne parle pas, ne répond pas, cela ne veut pas dire qu'elle ne vous entend pas, qu'elle ne vous comprend pas. Elle peut vous écouter en silence et au rythme de vos questions et évocations, revoir les images du passé, sentir, entendre, ressentir. Vous pouvez alterner les questions ouvertes (elle répètera peut-être certains mots qui font de nouveau écho pour elle), les questions fermées (elle pourra éventuellement répondre par oui ou non ou hocher la tête). Surtout, il est important d'aider à retrouver les souvenirs en stimulant les cinq sens. Adaptez les questions en fonction de la situation évoquée :

- ***La vue*** : les formes, les couleurs, les nuances (couleurs claires, sombres, pastel, vives), les contrastes, les tailles, la lumière, les distances, les mouvements.
- ***L'audition*** : les sons, la musique, les rythmes, les vibrations, le volume, le débit des voix, le ton, la tonalité, la hauteur.
- ***Le touché*** : la texture (lisse, rugueux, dur, mou, souple, raide), la température, la sensation.
- ***L'odorat*** : odeur forte, légère, exotique, piquante, subtile, fruitée, âpre, écœurante, enivrante, entêtante, raffinée.
- ***Le goût*** : aigre, doux, sucré, salé, amer, épicé, fondant, craquant, juteux.

8. Procédez par hypothèses : il s'agit d'observer précisément à quel moment la personne change de comportement et de procéder par hypothèses pour trouver la cause de ces changements : « Si j'étais désorientée, comment réagirais-je moi-même ? »

9. Tentez des actions en étant créatif, inventif et observez les effets. Si votre action est efficace, recommencez pour vérifier que c'est bien votre action nouvelle qui a modifié le comportement du patient. Si votre action n'est pas efficace, recommencez ! Ce qui n'est pas efficace le matin, peut l'être le soir ou en modifiant un paramètre de la situation : le ton de voix, la distance, le moment dans la journée. Non, cela n'implique pas obligatoirement plus de temps. Travailler en force demande du temps et beaucoup d'énergie. Par contre, cette démarche nécessite de travailler en concertation en équipe, ce qui n'est pas toujours le cas, hélas. Cela demande surtout de ne plus travailler à la chaîne : « On commence les levers à un bout du couloir et on finit à l'autre bout ! On gagne du temps ! » Cela n'est pas prouvé ! Et quel est le prix à payer ? pour les patients et pour les soignants ! Tentez des actions créatives et faites confiance à votre intuition en vous appuyant

sur votre expérience. Donnons la parole à Luc, aide-soignant dans un service de soin auprès des personnes âgées : « *La technique soignante est utile car elle nous donne des outils, des repères et nous oblige à dépasser nos mauvaises façons de faire. Mais en toile de fond de la technique, l'intuition est essentielle pour sentir le besoin prioritaire de la personne soignée, savoir (dans le sens d'un savoir global : intellectuel, émotionnel, physique) ce qui va rendre le soin à la fois agréable et efficace. Il ne s'agit pas de nier telle ou telle technique mais de choisir la méthode prioritaire pour la situation présente en sortant de nos mécanismes habituels. Développer notre intuition repose sur la confiance en soi et la confiance en nos capacités humaines... Et j'irai plus loin, à mon avis tout cela repose sur une seule chose : croire en l'Homme avec un grand « H » qu'est le patient et que je suis moi-même en tant que soignant.* » Pour le dire autrement, un soignant doit acquérir un savoir (les règles d'hygiène, les protocoles de soin...), complété d'un savoir-faire (les méthodes, les techniques) et enrichi d'un savoir-être (qualité de présence, de relation, d'écoute, de disponibilité...)

10. Inventez des rituels qui seront des repères pour la personne désorientée. Par exemple, ouvrir les volets pour que la personne voit qu'il fait jour (si c'est le cas) et qu'il est l'heure de se lever, mettre les vêtements toujours au même endroit, bien en vue, refaire les gestes dans le même ordre pour préparer la toilette, etc.

Erreurs à éviter

- Insister quand la personne désorientée refuse un soin.
- Formuler des phrases longues. Donner plusieurs explications à la fois.
- Utiliser un style indirect : « On va... »
- Supposer que la personne nous reconnaît : « Vous me connaissez, vous savez bien que... »
- Croire que le comportement de la personne désorientée n'a aucun sens, qu'il est stupide.

Points essentiels

- Attirer l'attention de la personne par le regard, un toucher doux, caressant, des paroles dites d'une voix posée.
- Appeler la personne par son nom ou son prénom.
- Dire qui on est, ce que l'on va faire : « Bonjour Éléonore, je suis Sylvie, l'aide-soignante, je viens vous aider pour la toilette ». Répéter plusieurs fois si nécessaire.
- Donner des repères dans le temps : « Il est 7 heures, c'est le matin », dans l'espace : « Vous êtes dans votre chambre, à la maison de retraite ».
- Formuler des phrases courtes, donner une seule information à la fois.

- Si elle s'oppose ou montre de l'inquiétude, rechercher l'énigme c'est-à-dire observer ce qui peut la perturber, faire des hypothèses comme un chercheur scientifique, l'esprit ouvert pour trouver le sens (perdu) du comportement de la personne.
- Tenter des actions créatives, faire confiance à son intuition en s'appuyant sur son expérience professionnelle et humaine.
- Si elle refuse le soin, ne pas insister. Revenir plus tard. Essayer d'une autre manière ou à deux soignants : l'un établit et maintient le contact (parle au résidant, recherche son regard, explique, rassure, touche avec douceur), l'autre soignant réalise le soin.

Références

Ploton L. *Maladie d'Alzheimer : À l'écoute d'un langage*. Chronique sociale, 2004.

Mias L., Decourt E. *Équipe soignante, Pour un art de vivre en long séjour*. Paris : Bayard, 1993.

Gineste Y., Pellissier J. *Humanitude*. Bibliophane, 2005.

Perron M. *Communiquer avec les personnes âgées*. Chronique sociale, 2003.

Cyrulnik B. *Les nourritures affectives*. Odile Jacob, 2000.

Dujardin K., Lemaire P. *Neuropsychologie du vieillissement normal et pathologique*. Masson, 2008.

Ferrey G., Le Gouès G. *Psychopathologie du sujet âgé*. Masson, 2008.

6 Une patiente avec risque de passage à l'acte : elle frappe une infirmière

Vous ne pouvez pas arrêter les vagues, mais vous pouvez apprendre à surfer.

Joseph Goldstein

Témoignage d'un soignant

Solange est infirmière. Elle travaille de nuit au service de gastro-entérologie. La nuit est calme. Solange en profite pour mettre à jour le classeur du CLIN (Centre de lutte contre les infections nosocomiales). Parallèlement à son poste d'infirmière, elle occupe une fonction transversale de correspondante hygiène pour le service. Elle n'a pas de temps alloué pour cette fonction. Dès qu'elle peut disposer de quelques minutes, elle en profite pour préparer une « information flash » sur un problème précis d'hygiène ou pour remettre à jour les documents. Ambrine, une jeune patiente, 18 ans environ, entre dans la salle de soin. La salle est entièrement vitrée. Elle demande un stylo et traîne un peu dans la salle. Solange lui propose de retourner se coucher et de dormir. Elle repart et revient cinq minutes plus tard. Elle regarde autour d'elle, questionne Solange sur ce qu'elle fait, parle de tout et de rien puis finit par demander une serviette hygiénique. Solange part en chercher une en se désolant de ne pas réussir à avancer dans son travail. Un quart d'heure s'écoule et Ambrine revient. Solange sent en elle une vague d'irritation. Ambrine s'agite, elle ne veut pas rester dans sa chambre, elle n'arrive pas à dormir, *« C'est nul ici ». Elle exprime l'envie de rentrer chez elle. Elle quémande une cigarette avec insistance. « Ça me calmera, je pourrai dormir, j'irai la fumer à la fenêtre ou dehors »*. Solange respire amplement pour garder son calme, elle explique le règlement, elle lui dit que de toute façon, elle-même ne fume pas et qu'elle n'a pas de cigarette. Que de toute façon, fumer est nocif et qu'elle peut lui donner un petit comprimé pour l'aider à dormir. Ambrine monte le ton, gesticule : *« Je ne veux pas de ces comprimés de merde »*. Elle repart. Quelques minutes plus tard, Solange voit à travers la vitre, Ambrine assise par terre dans le couloir, contre le mur. Elle se sent excédée.

Elle quitte son bureau, s'approche d'Ambrine, se penche au-dessus d'elle et la prend par le coude pour la relever tout en lui disant qu'il est interdit de rester là. Elle n'a pas le temps de finir sa phrase, elle reçoit un grand coup de pied dans le tibia.

Catégorisation des différentes situations de violence à l'hôpital
Le point de vue des médecins du travail (Dr Forissier, Dr Volkmann – MTPH Lyon)

La violence physique

Définition : Violence exercée sur le corps même de la victime, qui porte atteinte à son intégrité : coups et blessures, voies de faits (actes considérés comme moins graves car non visualisables : bousculades, crachats, cheveux arrachés).

La violence morale et/ou psychologique

Définition : Toute action (geste, parole, écrit, comportement, attitude) qui porte atteinte de façon durable par sa gravité ou sa répétition à l'intégrité morale ou psychologique de la personne humaine ou du collectif de travail.

L'agressivité verbale et les incivilités

Définition de l'agressivité verbale : Propos « infériorisants » ou dégradants, itératifs ou non, dépendant de normes sociales, culturelles, de façon isolée ou en public, portant atteinte à l'intégrité psychologique du sujet. Cette violence peut toucher l'individu ou le collectif de travail.

Définition des incivilités : Petite malfaisance (faits mineurs, impolitesses) dont la répétition quotidienne rend pénible la vie en société. Elle s'étend de la simple omission de dire « pardon » ou « merci », à la véritable rustrerie (interpellation grossière, attitude menaçante).

Analyse

Être interrompu dans son travail est un des facteurs importants de stress. Une enquête[1] a été réalisée portant sur la corrélation entre santé mentale et activité professionnelle. Cette étude montre que le stress et la dépressivité (mesure de symptômes cliniques de la dépression et non diagnostic psychiatrique) augmentent lorsqu'une personne est souvent obligée de se dépêcher, de faire plusieurs choses à la fois et d'être souvent interrompue dans son travail.

Dans la situation présentée, l'infirmière est consciencieuse, elle a le souci de bien faire. Elle est tiraillée entre la nécessité de jouer son rôle de correspondante en hygiène et la prise en charge d'une patiente qui ne veut pas dormir.

1 Cohidon C. et Santin G. Santé mentale et activité professionnelle dans l'enquête décennale Santé 2003 de l'INSEE, INVS (Institut de veille sanitaire).

La difficulté ici est de se décentrer de sa tâche première (remplir le dossier du CLIN) pour analyser la situation qui se présente. Il s'agit d'effectuer un diagnostic infirmier rapide du besoin de la patiente. Le piège est de s'intéresser uniquement à la demande verbale exprimée par la patiente.

Solange nous dira, au cours d'une formation : « *La patiente me réclame en pleine nuit un stylo, des cigarettes, ses demandes sont inadaptées, elle est exigeante, elle me dérange, elle m'empêche de travailler, elle m'agace.* »

Après réflexion (c'est toujours beaucoup plus facile après coup, mais nous pouvons au moins en tirer des leçons pour les situations similaires qui se représenteront à l'avenir), l'infirmière a vu la situation différemment. Au lieu d'interpréter les comportements de la patiente comme « dérangeants », elle a fait l'hypothèse que les demandes répétées d'Ambrine étaient en fait des appels au secours, des demandes d'aide, d'attention, des manifestations de sa détresse : angoisse d'être hospitalisée, d'être seule (l'infirmière a eu la confirmation qu'Ambrine ne restait jamais seule chez elle, elle ne le supportait pas), appréhension de la nuit, angoisse due à l'état de manque (dépendance à la cigarette, dépendance affective aussi et surtout). Dans le milieu hospitalier, la souffrance psychique n'est pas assez prise en compte à sa juste valeur. Nous oublions (par méconnaissance ou par déni ?) que la souffrance psychique peut être aussi douloureuse que la souffrance physique. La preuve en est que certaines personnes peuvent se suicider pour stopper cette souffrance psychique vécue comme insupportable.

En conséquence, nous pouvons faire l'hypothèse avec Solange que la jeune patiente cherche des stratégies pour attirer l'attention sur elle, ne pas rester seule, avoir de la compagnie, calmer son angoisse.

Comment expliquer le geste de violence de la patiente ? Elle vient d'essuyer un refus de l'infirmière – elle n'a pas eu de cigarettes. Elle est repliée sur elle-même à même le sol. Elle exprimait, une fois de plus, à sa façon, son angoisse et son désir de ne pas rester seule. Elle n'a pas dû se sentir entendue, accueillie. Elle a probablement perçu, ressenti l'intervention de l'infirmière comme une agression. En effet, l'infirmière était au-dessus d'elle, donc en position de supériorité. En la touchant, elle est rentrée dans son espace d'intimité sans « crier gare ».

Distance interpersonnelle

L'anthropologue E.-T. Hall a étudié la façon dont chaque culture peut percevoir et organiser sa représentation de l'espace, les retombées symboliques qui en découlent, également, les distances physiques de la communication.

L'étude de l'ensemble des relations spatiales s'appelle la proxémique.

▷

De même que les animaux ont besoin d'un espace adapté, l'homme recourt à ce que Hall appelle une « bulle » psychologique, c'est-à-dire un espace individuel. Cet espace est indispensable afin d'accomplir son épanouissement et de se sentir en sécurité.

Pour Hall, chaque culture humaine définit de façon différente la dimension des bulles et des activités qui y sont appropriées.

Ces recherches portent sur l'étude de cas d'individus masculins et féminins de classe moyenne du Nord-Est des USA.

Notions de distance interpersonnelle

Espace intime : 15 à 40cm

- Distance entre deux personnes « très proches ».
- Perception de l'odeur et la chaleur du corps, du rythme respiratoire, du souffle.
- Présence de l'autre vécue comme envahissante, imposante ou comme une protection, un réconfort.

Espace personnel : 45cm à 1,20m

- Distance entre deux « relations » (travail, réunion, réception...)
- Intimité relative.
- Permet une bonne perception de l'autre et des échanges verbaux discrets.

Espace social : 1,20m à 3m

- Distance entre deux personnes qui se connaissent peu.
- Discussion sur un thème plus général.
- Moyen de se protéger et d'écouter la conversation.

Espace public : plus de 3 m

- Distance par rapport à un groupe, un auditoire.
- Pour se faire entendre, il faut parler fort, amplifier les gestes.

D'après *Le Langage Silencieux* (Hall E. T., 1959/1973 trad. frçse, Tours, Mame, rééd. Seuil 1984) et *La dimension cachée* (Hall E. T., 1966/1971 trad. frçse, Paris, rééd. Seuil « Points » 1978).

L'infirmière était excédée, nous pouvons aisément imaginer que le ton de sa voix exprimait cette exaspération. Elle l'a touchée en lui exprimant un interdit (interdit de rester là). Formuler un interdit dans une position de domination physique à une personne qui ressent de la frustration, de l'angoisse, du rejet, risque fort de déclencher de l'agressivité ou de la violence physique.

Autrement dit, certains contextes ou facteurs peuvent favoriser le déclenchement d'actes de violence avec des personnes « à risque ». Nous allons lister les facteurs déclencheurs. La liste n'est pas exhaustive.

Quelques facteurs déclencheurs d'agressivité et de violence

L'espace vital – le territoire : si on intervient dans l'espace vital du patient fragile : on s'approche de lui sans l'avertir, on le touche, on réduit son espace (salle petite, sans ouverture).

Le mode de communication : si le mode de communication est déplaisant, non personnalisé. Nous avons déjà parlé de l'importance et l'impact de la communication non-verbale. Un doigt pointé vers la personne, un regard insistant risquent d'être interprétés comme une provocation, un défit, un regard fuyant comme de la peur ou du désintérêt. Toute expression d'un jugement négatif sur la personne peut être un déclencheur.

L'humiliation – l'arrogance – l'ironie : si on a un comportement perçu comme arrogant, si le patient ressent de l'humiliation (non respect de son intimité, non prise en compte de ses demandes légitimes, de ses besoins), si on utilise l'ironie.

La sécurité/insécurité, la peur : si la personne se sent en insécurité, donc en danger dans un « univers » inconnu ou perçu comme hostile, avec une perte des repères. C'est le cas si la personne n'a pas les codes pour comprendre ce qui se passe autour d'elle : codes culturels, sociaux, linguistiques... Donc l'incompréhension peut être un facteur déclencheur.

L'autonomie : on limite ses mouvements, ses gestes, on pose des interdits. Par exemple, attacher une personne dans son lit, sur un fauteuil, mettre des barrières autour du lit...

L'identité : si on touche à son identité, son groupe d'appartenance, sa famille, son pays, son ethnie, sa religion, son groupe politique.

Le confort/inconfort : la fatigue, l'inconfort, l'attente, également la douleur sont des facteurs à risque de passage à l'acte.

L'addiction et la dépendance : une personne qui est confrontée au manque lié au sevrage du fait de son hospitalisation ou de son traitement supporte très difficilement la frustration et les situations inconfortables. La dépendance peut concerner le tabac, l'alcool, un psychotrope, un médicament mais aussi le sexe, les jeux (d'argent ou jeux vidéo). La dépendance peut être aussi d'ordre affectif.

Objectifs

Le premier objectif est d'anticiper le risque de violence physique. Pour y parvenir, il est nécessaire d'apprendre à repérer les signes de risque de passage à l'acte et les facteurs favorisant la violence. Si les manifestations de violence ne sont pas prévisibles, il s'agit alors de se protéger, de protéger les autres personnes présentes (patients, famille, soignants...) et le patient lui-même.

Pistes d'actions

Repérez et accueillez votre propre agacement, votre refus de la situation (demandes répétées d'une patiente qui freine la réalisation de votre désir d'avancer un travail de rangement), votre propre violence en écho à la violence de l'autre

Accueillir notre agacement signifie voir – dans le sens « prendre conscience » – notre réalité de l'instant et constater simplement que nous n'avons pas de prise sur notre agacement immédiatement. Refuser notre propre réalité amplifie notre tension intérieure et diminue notre capacité à prendre en compte tous les aspects de la réalité extérieure (en l'occurrence, une jeune patiente angoissée) afin d'y répondre le plus efficacement possible en fonction de notre rôle professionnel.

Analysez la situation en prenant en compte tous les éléments et choisissez les priorités

Nous l'avons dit précédemment, la difficulté ici est de se décentrer de son objectif premier (remplir le dossier du CLIN) pour réévaluer la situation qui se présente. Avec le recul, l'infirmière a compris que cette jeune femme était très angoissée, elle ne supportait pas de rester seule et était en état de manque (dépendance à la cigarette et dépendance affective).

Percevez la demande implicite de la patiente à travers son comportement et ses demandes répétées

La patiente avait besoin d'une présence réconfortante. Il est possible que si elle avait pu parler et être écoutée quelques minutes, elle aurait pu retourner dans sa chambre en étant accompagnée et encouragée par l'infirmière.

Soyez attentif, prenez conscience de vos interprétations

En effet, l'infirmière interprète le comportement d'Ambrine comme « dérangeant ». Elle dit : *« Ses demandes sont inadaptées, elle est exigeante, elle me dérange, elle m'empêche de travailler, elle m'agace. »* Les demandes d'Ambrine sont inadaptées par rapport au désir de Solange de travail sur les dossiers du CLIN, mais elles sont adaptées à son désir (inconscient) d'exprimer son malaise. Rien ne dit que la patiente a le désir d'empêcher volontairement Solange de travailler. Solange interprète la situation à partir d'elle-même et non à partir de la patiente. Son interprétation erronée amplifie son agacement.

Mon état intérieur est très différent si, dans la même situation, je vois une patiente qui agit pour me déranger ou si je vois une patiente tellement en souffrance qu'elle n'arrive pas à dormir.

Prévenez la violence

Repérez les facteurs déclencheurs d'agressivité et de violence et les signes physiques précurseurs.

Observez :

- la présence d'arme potentielle à portée de main du patient : couteau, stylo, fourchette, verre…,
- le nombre de soignants présents : la présence de plusieurs soignants calmes, respectueux et fermes peut « dissuader » le patient potentiellement violent,
- le nombre de patients présents : la présence d'un « public » peut amplifier les comportements agressifs,
- le comportement verbal : insultes ou menaces verbales ou non-réponse aux questions,
- la distance entre vous et le patient : distance entre vous et ses pieds, entre vous et ses poings,
- les locaux dans lesquels vous vous trouvez : la taille des locaux, l'existence de portes de sortie, de fenêtres (risque d'éclats de verre), l'éclairage de la pièce. Nous rappelons que les locaux ont une incidence sur le comportement des patients.

Si vous observez que la personne ne dit rien, si son visage est pâle, elle est contractée ou repliée sur elle ou elle semble se contenir, avec une respiration haute, elle semble observer en silence, le risque de passage à l'acte est important, d'autant plus si vous lui exprimez un refus.

Les signes physiques précurseurs

- Rougeur ou grande pâleur du visage.
- Sueur visible.
- Démarche mécanique.
- Mâchoire et poings serrés.
- Visage grimaçant ou inexpressif.
- Gestes exagérés ou violents.
- Parole scandée, voix qui monte dans les aigus ou voix « blanche ».
- Respiration rapide ou bloquée ou respiration haute.
- Air dur, fermé, méprisant.
- Regard furieux ou regard fuyant ou absence de contact oculaire.

Désamorcez l'agressivité

Vous pouvez mettre en œuvre ce que nous avons décrit dans le chapitre 1 sur la gestion de l'agressivité.

Lorsque la patiente est assise par terre, il est important pour l'infirmière d'établir une relation de confiance afin que la patiente se sente considérée comme une personne à part entière.

L'infirmière peut se mettre au même niveau physique que la patiente, ni trop près, ni trop loin. Elle peut s'agenouiller à côté d'elle, et surtout pas devant elle, d'une part, pour esquiver les risques de coups, d'autre part, pour éviter une position symboliquement d'affrontement. En étant côte à côte, l'infirmière et la patiente regardent ensemble dans la même direction le problème. Elles agissent dans un esprit de coopération et non d'affrontement. Le message « subliminal » adressé à Ambrine est : « Le problème ce n'est pas toi, c'est l'angoisse ou l'impossibilité de dormir et nous allons ensemble chercher une solution ».

Veuillez m'excuser de me répéter, mais ce n'est pas ce que vous dites qui a le plus d'impact, c'est la façon dont vous le dites. La cohérence entre ce que vous dites et ce qui « émane de vous » est primordial. Si tout en vous crie : « Quelle peste ! Je suis énervée, je ne peux pas travailler », votre énervement se percevra à travers votre voix ou des tensions sur votre visage ou vos gestes brusques.

Si c'est le cas de notre infirmière, elle pourra alors procéder de la façon suivante. D'abord, elle pourra soit mettre « en mots » l'état émotionnel d'Ambrine, soit poser des questions ouvertes ciblées sur ce que cette dernière ressent, avec des phrases très courtes et simples.

Exemple : « Ambrine, vous n'avez pas envie de rester seule dans votre chambre, c'est cela ? » ou « Ambrine, vous n'arrivez pas à dormir, c'est cela ? », « Vous ne vous sentez pas bien dans cet hôpital, vous êtes énervée n'est-ce pas ?», « Vous avez besoin d'une présence ? » ou encore « Vous avez envie que quelqu'un soit auprès de vous ? »

L'infirmière pourra exprimer sa propre émotion si elle transparaît dans son comportement afin d'être cohérente et donc crédible. De plus, le simple fait d'exprimer son émotion fera baisser sa propre tension.

Elle pourra dire, d'une voix la plus calme qu'il lui soit possible : « Moi aussi, je suis énervée, je dois remplir un dossier mais c'est très compliqué ». Elle exprime sa colère mais elle détourne l'objet de la colère ; le problème n'est pas l'attitude de la patiente mais le dossier à remplir ; elle n'est pas pour autant hypocrite, c'est aussi la réalité vue sous un autre angle.

Ensuite l'objectif est de favoriser l'expression verbale d'Ambrine pour diminuer la tension émotionnelle et éviter la violence physique. Si une personne arrive à exprimer verbalement sa colère ou sa haine, sa tension

L'assertivité

ou comment exprimer une position différente d'une manière qui puisse être entendue par l'autre.

Assertivité vient du mot anglais *assertiveness.*

« L'assertivité est définie comme une attitude dans laquelle on est capable de s'affirmer tout en respectant autrui. Il s'agit de se respecter soi-même en s'exprimant directement, sans détour, mais avec considération. Cela conduit à diminuer le stress personnel, à ne pas en induire chez autrui et à augmenter l'efficacité dans la plupart des situations d'entretien. Cette attitude est particulièrement importante dans toutes les situations de la vie, mais elle l'est particulièrement dans toutes les situations d'entretiens professionnels... »[2]

intérieure va baisser ; il est fort probable qu'elle n'ait plus besoin de l'exprimer physiquement.

L'infirmière pourra également poser des questions ouvertes ciblées sur des sujets qui concernent la jeune femme.

Par exemple : « Que faites-vous d'habitude chez vous pour vous aider à vous endormir ? » ou « Qu'aimez-vous faire le soir quand vous êtes chez vous ? » ou « Habitez-vous dans cette ville ? » Si vous ne connaissez pas la ville : « Qu'est-ce qui est intéressant de faire, de voir dans cette ville ? », « Comment sont les gens dans ce quartier ? », « Comment est l'ambiance au lycée ? », « Comment sont les relations entre professeurs et étudiants ? », etc. Repérez les loisirs ou centres d'intérêt de la patiente (musique, films, émissions de télévision...) et questionnez-la sur ce sujet. Détectez une compétence, une connaissance et demandez-lui d'en parler. Il s'agit alors de valoriser l'expression de ses compétences, solliciter son aide, ses connaissances, ses capacités.

Derrière la colère se cache souvent inconsciemment la peur. La peur archaïque du petit enfant dépendant de l'adulte pour sa survie est inscrite en chacun de nous. Les situations de la vie quotidienne peuvent réveiller cette peur à notre insu : la peur d'être rejeté, la peur d'être oublié, la peur de souffrir, la peur de mourir...

Si Solange voit la souffrance d'Ambrine à travers son comportement, sa peur, son angoisse plutôt que de voir une personne désagréable et dérangeante, son état intérieur et son état d'esprit changeront. Il lui sera

2 Tournebise T., *L'écoute thérapeutique*. ESF éditions, 2005.

plus facile de jouer son rôle de soignante en ayant le cœur et l'esprit ouvert. Ambrine se sentira acceptée en tant que personne, entendue dans sa souffrance. Notre propre état intérieur est déterminant dans une relation. Nous sommes conditionnés à fonctionner sur un mode « dominant-dominé » : soit l'autre m'écrase, soit je l'écrase, soit je me laisse marcher sur les pieds, soit je... » Je n'exagère pas.

Au cours de la plupart des formations que j'anime, des personnes expriment le souhait de trouver un moyen pour déstabiliser l'autre, pour le neutraliser (c'est peut-être l'influence des jeux vidéo ! non, je plaisante). Si je vois le patient, avec ses comportements agressifs, violents, comme une personne qui souffre, je pourrai plus facilement agir calmement, fermement. Je pourrai intervenir dans certains cas physiquement pour maintenir la personne, en psychiatrie par exemple, mais de telle façon que la personne se sente en sécurité, se sente accueillie dans sa souffrance. Ce ne sont pas que des mots, cela correspond à une réalité vérifiable à travers l'expérience soit personnelle, soit celle des infirmières ou d'autres soignants.

Les questions

Les questions ouvertes

Exemple : comment se déroule votre hospitalisation ?

Elles incitent l'interlocuteur à exprimer sa pensée ou son ressenti (expression = faire sortir la pression).

Les questions fermées

Exemple : vous vous sentez mal ?

Elles induisent une réponse par « oui » ou « non ». Elles ne permettent pas à la personne de s'exprimer. Cependant, elles sont utiles pour vérifier une information. Elles sont très utilisées par les soignants car elles incitent le patient à répondre succinctement.

Les questions ouvertes ciblées

Exemple : de quoi auriez-vous besoin pour vous détendre ? ou comment vous vous sentez ce matin ?

Ce sont des questions ouvertes mais centrées sur un thème. Elles aident à l'expression tout en étant plus sécurisantes que les questions ouvertes.

Les questions écho

Exemple : « et vous, qu'en pensez-vous ? qu'est-ce qui pourrait vous aider à vous détendre ? » La patiente avait posé la question : « que dois-je faire pour me détendre ? »

Il s'agit de renvoyer à la personne sa propre question. L'objectif de cette démarche est d'aider la personne à trouver les ressources en elle pour répondre à ses besoins. Dans une relation d'aide, selon le psychologue américain, Carl Rogers, la personne est la mieux placée pour savoir ce qui lui convient. Le rôle du soignant est d'aider, par une attitude adaptée et des questions appropriées, à trouver les réponses à ses questions. Ces questions écho ne sont pas adaptées en situation d'urgence ou lorsque la question nécessite une réponse précise d'un expert, d'ordre technique ou médical ou paramédical.

Attention aux fausses questions qui traduisent, en fait, notre propre jugement :

- Question interro-négative : Ne crois-tu pas que tu serais mieux dans ta chambre ?
- Question manipulatrice : Crois-tu vraiment que l'on peut déranger les infirmières à tout moment ?

Erreurs à éviter

- Tourner le dos au patient.
- Rentrer dans « la bulle » du patient sans prévenir.
- Toucher sans prévenir.
- Formuler un ordre, une exigence d'un ton moralisateur.
- Exprimer un jugement sur la personne.
- Répondre aux menaces, aux insultes avec agressivité.
- Avancer de face vers la personne.

Points essentiels

- Connaître et repérer les facteurs favorisant les passages à l'acte et les signes physiques précurseurs.
- Respecter l'espace personnel.
- Se positionner côte à côte ou de biais plutôt que face à face afin d'éviter les coups éventuels portés et pour protéger nos organes vitaux et les parties fragiles de notre corps (cœur, ventre, visage, sexe). De plus, la position « de face » incite symboliquement et instinctivement à l'affrontement.
- Prévenir la personne qu'on va la toucher ou lui demander l'autorisation.
- Favoriser l'expression verbale de la colère, la haine, la fureur du patient afin de faire baisser la tension intérieure de la personne.
- Montrer à la personne qu'on entend et prend en compte son état émotionnel et sa souffrance en les nommant, en les reformulant. (Voir également chapitre 1 sur la gestion de l'agressivité).
- Garder autant que possible un comportement calme, posé. Être ferme tout en étant très respectueux de la personne en tant qu'être humain.
- Rassurer le patient en réponse à sa peur cachée.

Références

Prayez P. (sous la direction), *Distance professionnelle et qualité de soin*. Lamarre, 2003.

Cohidon C. et Santin G., Enquête INVS « Santé mentale et activité professionnelle » dans l'enquête décennale Santé 2003 de l'INSEE, INVS, 2007.

Étude des agressions du personnel du Centre Hospitalier Universitaire de Clermont, Revue, Masson, Paris, 2005.

La criminalité en France, Rapport de l'Observatoire national de la délinquance. Éditions du CNRS, Décembre 2008.

Aaron T Beck. *Prisonniers de la haine, Les racines de la violence*. Masson, 2004.

7 Un patient désorienté : prévenir la maltraitance face à la violence

Dans la vie, rien n'est à craindre, tout est à comprendre.

Marie Curie

Témoignage d'une élève infirmière : Edmond, 91 ans et son « marcel »

Edmond, un résidant d'une maison de retraite de 91 ans, est désorienté. Il semble ne plus reconnaître les membres de sa famille. Il déambule souvent. L'équipe des soignants a de plus en plus de difficultés pour le soigner. En effet, il mesure un mètre quatre-vingts et doit peser plus de 95 kilos. Depuis quelques semaines, il ne veut plus enlever ses chaussures ni se déshabiller pour prendre la douche. Il s'accroche à ses vêtements, donne des coups de pied et de poing, il se débat, il crie. Les aides-soignantes se plaignent de recevoir des coups. Elles comprennent bien qu'il est « perdu », qu'il se sent agressé, qu'il n'est pas conscient de ce qu'il fait, mais elles disent : « Ce n'est pas une raison pour rentrer chez soi avec des bleus » ! Elles doivent s'y prendre à deux et Edmond pèse lourd ! À la fin de la toilette, elles sont exténuées, physiquement et moralement. Non seulement Edmond n'est pas aussi bien lavé que ce qu'elles auraient souhaité, mais elles ont aussi l'impression d'être maltraitantes. Elles culpabilisent d'agir par la force. Elles réalisent les soins en étant en colère contre Edmond et contre elles-mêmes. Leur patience en est diminuée. C'est un cercle vicieux, plus elles s'énervent, plus elles s'agitent et plus Edmond est violent. Elles supplient le médecin d'administrer à Edmond des tranquillisants plus puissants ; ce dernier n'y est pas favorable car une tentative a montré qu'Edmond dormait toute la journée, ne réussissait plus à marcher et ne réagissait presque plus. Ses enfants ne supportaient pas de le voir « assommé » par les calmants.

Que faire ?

Léa, une aide-soignante, a observé qu'Edmond se laissait tranquillement emmener à la salle de bain. Assis, elle pouvait le déshabiller. Il s'agitait et s'opposait quand elle lui enlevait ses sous-vêtements et ses pantoufles.

Elle a proposé à l'équipe de faire une expérience. Avec l'accord de la famille et sa contribution (achat de sandales en plastique de douche), Léa a installé comme d'habitude Edmond dans la salle de bain, lui a enlevé les pantoufles, le pantalon, le slip puis elle lui a mis des sandales en plastique. Enfin elle a retiré les autres vêtements à l'exception du maillot de corps (son« marcel »). Elle l'a lavé ainsi, avec ses sandales et son maillot. Elle lui a enlevé le maillot de corps pour le sécher. Edmond s'est laissé faire, il est resté calme. Victoire !

À la relève suivante, l'information est donnée à l'ensemble de l'équipe.

Brigitte, l'aide-soignante de l'équipe du lendemain s'applique à reproduire ce que Léa lui a dit. Mais Edmond s'agite et finit par distribuer coups de pied et de poing. La déception est générale.

Léa avait juste oublié de préciser ce qui lui semblait évident : elle avait procédé en parlant à Edmond, après avoir capté son attention. Elle lui avait montré les sandales et avait invité Edmond à tenir lui-même son maillot de corps. D'autres fois, elle lui donnait un gant pour lui occuper les mains et le faire participer (voir chapitre 5).

Les autres tentatives de Brigitte et de ses collègues ont été concluantes. Plus tard, Léa a essayé de lui enlever soit le maillot, soit les sandales mais sans résultat positif.

Objectifs

- Repérer les situations génératrices de violence et d'agressivité pour la personne désorientée et prévenir ces situations en repérant les signes annonciateurs.
- Rompre la symétrie des relations agressives.
- Adapter ses modes de réaction et ses comportements pour mieux répondre aux demandes implicites du patient.
- Développer le travail en équipe interdisciplinaire.
- Reconnaître l'impact et l'influence de son propre comportement sur le patient.

Analyse et pistes d'actions

Comment comprendre l'attitude d'Edmond ?

Pourquoi est-il d'accord pour être lavé en maillot de corps et en sandales ? Nous n'avons pas de réponse. Nous pouvons faire des hypothèses mais sans certitude. Se sent-il rassuré ainsi habillé ? A-t-il peur de glisser sans ses sandales ? Craint-il les sensations de froid ou de frais sur son corps et aux pieds ? Est-ce un problème de pudeur ? Il semblerait que non. Est-ce pour lui un repère son maillot ? Selon ses enfants, il vivait seul depuis le décès de son épouse, dix ans auparavant. Il avait un mode de vie très réglé, il n'aimait pas être perturbé dans ses habitudes de vie.

Il ne s'agit pas, bien sûr, d'appliquer des recettes. Chaque personne, chaque histoire, chaque situation, est différente. Il s'agit pour chaque patient, de trouver « la porte d'entrée ». Nous ne le dirons jamais assez, travailler avec des personnes très âgées, c'est difficile, cela demande beaucoup de qualités : être très très très très très très très très très patient, être observateur, avoir beaucoup d'énergie, avoir un cœur grand comme un soleil, savoir se réjouir de petites victoires : un sourire, une main posée sur le bras, une personne qui remange, une présence lors du dernier souffle, une famille réconfortée, un merci, des yeux qui brillent avec plus d'intensité, une crise d'angoisse calmée. Il est aussi très important d'accepter totalement de ne pas pouvoir guérir. Auprès des personnes âgées, les soignants qui travaillaient dans des services où les patients repartaient guéris, vont devoir changer leur représentation de leur rôle et de leurs missions. Il ne s'agira plus de guérir à tout prix mais de soulager, d'accompagner, de choyer, de soigner dans le sens « prendre soin de ». Dans les services pour personnes dépendantes, plus que dans les autres services, le risque de perdre le sens de son travail, de son rôle, de ses valeurs soignantes est important. Avec la routine, les mauvaises conditions de travail, le manque de reconnaissance, la lourdeur de la tâche du fait du manque de personnel (postes vacants ou personnel absent non remplacé), le manque de cohésion d'équipe, de concertation, de soutien de la part de la hiérarchie et des médecins… la lassitude peut s'installer. Là où un soignant verra un être humain beau dans sa vulnérabilité, à choyer, dorloter, consoler, soigner, un autre verra uniquement un corps laid, sale, sentant mauvais, bavant, à laver, à nourrir, à tourner, à lever… Une aide-soignante, un jour m'a dit : *« Mon boulot, c'est nettoyer des culs à la chaîne toute la journée ! Avant, je travaillais à l'usine, ici, c'est pareil, le pipi et le caca en plus ! »*

Mes propos vous choquent ? Cette personne osait dire tout haut et de façon familière ce que certains pensent tout bas.

Il y a quelques années, quand une direction voulait sanctionner un agent négligeant ou maltraitant ou incompétent, on le mutait dans un service de personnes âgées. Si ce fait choque les personnes qui ne connaissent pas le milieu de la santé, les professionnels, eux, le savent bien. Cette pratique est toujours d'actualité de nos jours dans certains établissements, les exemples, hélas, ne manquent pas. Ce mode de management montre bien la considération et le respect que nous avons pour les « anciens » dans notre société !

C'est aussi dans ces services que j'ai rencontré des soignantes et des soignants de tout âge admirables par leur patience et leur détermination, généreux, avec une conscience professionnelle hors du commun, s'investissant beaucoup (parfois trop émotionnellement et personnellement), riches de ressources pour trouver des solutions.

Je vous donne un exemple. Une maison de retraite reçoit des patients dépendants physiquement et des patients désorientés (démences, maladie d'Alzheimer...) La directrice de cette structure est très dynamique et s'implique beaucoup pour le bien-être des résidants. Le personnel a mis en place des réunions régulières afin de résoudre les problèmes de prise en charge et d'améliorer le quotidien. Lors d'une de ces réunions, il est question de M. X qui est dément et déambule lors des repas ; il ne reste pas assis plus de quelques minutes. Les repas sont un enfer pour les soignants qui courent derrière lui pour le ramener à table et lui donner à manger. L'homme d'entretien de la maison de retraite participe à la réunion (vous avez souvent vu des hommes d'entretien participer aux réunions avec les soignants ? Non, moi non plus, et la suite va nous montrer que c'est bien dommage). Il pose des questions (oui, les hommes d'entretien peuvent s'intéresser et poser des questions) et les soignants répondent : « Oui, si on marche à côté de lui et si on lui donne à manger, il mange », « Oui, il sait manger seul, sans aide », « Oui, il est très agité voire violent quand on l'empêche de marcher ». L'homme d'entretien propose de confectionner à partir d'un tabouret haut une table à roulette avec des rebords. À partir de ce jour ce patient mange en marchant et le repas est plus calme pour tout le monde, soignants et patients.

Se ressourcer, déguster les petits plaisirs, les fous rires entre collègues, se poser (physiquement et mentalement) pour se reposer avec ou sans les patients, lire les titres du journal à un résidant entre le moment des toilettes et celui des repas, se remémorer toutes les petites (et grandes) choses positives faites dans la journée, savoir « lâcher » et décompresser toutes les tensions après le travail est indispensable. Sinon le burn out vous guette !

Le rire et les fous rires devraient être fortement conseillés dans les services ! Voire être un critère d'évaluation ! Votre cadre noterait durant l'année toutes les fois où vous avez vous-même ri ou vous avez fait rire un patient, une famille, des collègues, votre cadre lui-même. Plus le chiffre serait grand, plus il vous féliciterait et vous récompenserait. C'est le contraire dans votre service ? Quel dommage !

Mais attention, le rire est aussi une arme à double tranchant ! Le rire permet de décompresser mais il peut aussi faire mal s'il est cynique, s'il est humiliant. Le rire devient plus tranchant que le rasoir. Les séances « langue de vipère » pour décompresser autour d'un café, même en l'absence du patient, sont une forme de discrédit, de dévalorisation de la personne, et indirectement de son propre rôle de soignant. Car, si je dévalorise la personne que je soigne, je me dévalorise moi-même, subtilement. Je crée une carapace supplémentaire.

J'ai bien conscience que si vous exprimez ces idées dans un service, vos collègues vont vous prendre pour un rabat-joie. Rire d'un patient absent paraît inoffensif. Vous seul pouvez observer ce que vous ressentez juste après en étant très attentif à ce qui se passe subtilement en vous. La décompression sensible, délicate, respectueuse, joyeuse est efficace.

La maltraitance

Définition adoptée par le conseil de l'Europe de la maltraitance

« Tout acte ou omission commis par une personne s'il porte atteinte à la vie, à l'intégrité corporelle ou psychique ou à la liberté d'une autre personne ou compromet gravement le développement de sa personnalité et/ou nuit à sa sécurité financière. »

Dans le rapport du professeur Debout (22 janvier 2002), deux concepts de base servent à décrire la maltraitance : la négligence et l'abus.

« La négligence est le défaut de subvenir aux besoins d'une personne âgée tant au niveau physique, psychologique, affectif que spirituel. »

« L'abus est un mode de contrainte volontaire qui peut faire du mal sur le plan physique, psychologique, sexuel ou faire du tort sur le plan financier. »

Les différents types de maltraitance sont :

- les abus physiques ;
- les négligences physiques caractérisées par un manque de soin ou de surveillance (dénutrition, escarre, état grabataire...) et les abus psychiques ou moraux liés à l'usage d'un langage grossier, infantilisant ;
- les négligences psychologiques ;
- les abus ou les négligences matériels ou l'exploitation financière ;
- les violences médicales (excès ou privation de médicaments) ;
- les violations des droits de la personne âgée (prendre des décisions sans son consentement ou à son insu).

Les causes de risque de non-respect ou de maltraitance sont multiples :

- les causes liées à des facteurs institutionnels ;
- les causes liées aux facteurs professionnels ;
- les causes liées aux difficultés personnelles des soignants ;
- les causes liées aux familles.

Erreurs à éviter

- S'obstiner en voulant raisonner la personne.
- Agir sans expliquer.
- Tenir des propos désobligeants : « Vous êtes méchant ! Avec tout ce que l'on fait pour vous !... »

• Parler du résidant en sa présence, à un collègue: « Il est gâteux et violent, je ne le supporte plus ». Vous ne savez pas ce qu'il sent et comprend.
• S'agiter, crier, parler fort et d'une voix aiguë. Une personne désorientée ou atteinte de troubles cognitivo-mnésiques est très sensible. Elle sent votre angoisse et votre stress, comme un buvard.
• Moraliser, menacer : « Il ne faut pas faire cela, je ne m'occuperai plus de vous si vous continuez »
• Vouloir laver le patient selon nos propres critères de propreté sans tenir compte des habitudes de la personne et des circonstances du jour (état émotionnel de la personne, fatigue, désirs différents...)
• Poser des questions qui mettent la personne en échec.

Points essentiels

Comment prévenir la violence ? Comment rentrer en relation avec une personne atteinte de troubles cognitivo-mnésiques ?

• Arriver seul, tenter d'accrocher le regard de la personne en se présentant face à elle et en se mettant à sa hauteur, rentrer doucement dans son champ de vision. Regarder la personne est essentiel.
• Éviter de rentrer directement dans la bulle d'intimité de la personne.
• Créer un contact verbal. Utilisez un ton audible, doux, calme.
• Se présenter à chaque fois : « Je suis Brigitte » autrement dit, utiliser les rituels sociaux : le « bonjour », la poignée de main... Ils sont acquis depuis très longtemps, ils sont donc conservés longtemps. Ils sont compris, ils sont donc rassurants.
• Appeler la personne par son nom ou son prénom. Par exemple : « Bonjour Edmond (silence), je suis Brigitte, je suis là pour vous aider (silence), je viens m'occuper de vous, etc. » Répéter plusieurs fois si nécessaire.
• Établir un contact physique : tendre la main de telle manière que la personne puisse la prendre. Ou poser doucement la main sur l'avant-bras de la personne ou le bras ou l'épaule. Maintenir le contact physique pendant toute la phase de prise de contact.
• Si elle refuse le soin, ne pas insister. Revenir plus tard, même cinq minutes après, il est fort possible qu'elle ait oublié que vous êtes déjà venu. Essayer d'une autre manière.
Si la personne déambule :
• Accompagner physiquement la personne, la suivre, ne pas lui barrer le passage sauf en cas de danger.
• Ne pas s'opposer à elle et à ses déplacements.
• Répéter les paroles de la personne ou les mots clés, reformuler ce qu'elle dit pour lui montrer qu'elle est comprise, acceptée, accueillie telle qu'elle est, avec ses émotions.

- Ne pas commencer la phrase en disant : « non ».
- Mettre des mots sur l'émotion, le ressenti de la personne. Par exemple : « Je vois que vous êtes très préoccupé ».
- Reconnaître et mettre des mots sur le désir de la personne.
- Avec une personne qui se croit 50 ans plus tôt, qui ne se situe plus dans le temps, lui poser des questions, l'aider à s'exprimer sur le sujet qui la préoccupe, par exemple, parler de ses enfants, mais en utilisant l'imparfait. Par exemple : « Vous me parlez de vos enfants, vous alliez chercher vos enfants à l'école quand ils étaient petits ? » Attendre la réponse. « Leur prépariez-vous le goûter ? » Attendre la réponse. « Qu'est-ce que vous leur prépariez à manger ? »
- Parler au patient d'un autre sujet qui peut l'intéresser, quand il est plus calme car il a pu exprimer sa tension intérieure. Détourner son attention et ses pas.
- Si la personne est désorientée à certains moments de la journée, lui rappeler doucement, sans insister, là où elle est, le moment de la journée, qui vous êtes et quel est votre rôle, pour l'aider à se situer dans l'espace et le temps.

« L'errance est, semble-t-il, nécessaire à l'équilibre des personnes atteintes de syndromes cognitivo-mnésiques. À chaque fois qu'une personne qui erre est empêchée de le faire, un autre comportement d'agitation pathologique apparaît, en général douloureux pour elle. »[1]

Références

Gineste Y., Pellissier J. *Humanitude*. Bibliophane, 2005.

Darnaud T. *Papé et sa maison de retraite, regards croisés sur le quotidien*. Chronique Sociale, 2004.

Cuisinier B. *Accroître le soin relationnel, Le travail du vieillir*. Chronique sociale.

Vercauteren R., Chapeleau J. *Évaluer la qualité de la vie en maison de retraite*. Eres, 1995.

Goldberg A. *Animer un atelier de réminiscence avec les personnes âgées*. Chronique sociale, 2001.

Prayez P., Savatofki J. *Le touché apprivoisé*. Lamarre, 2002.

1 Y. Gineste, J. Pellissier. *Humanitude*. éd. Bibliophane, 2005.

III

Coopération soignants-familles : une confiance méfiante

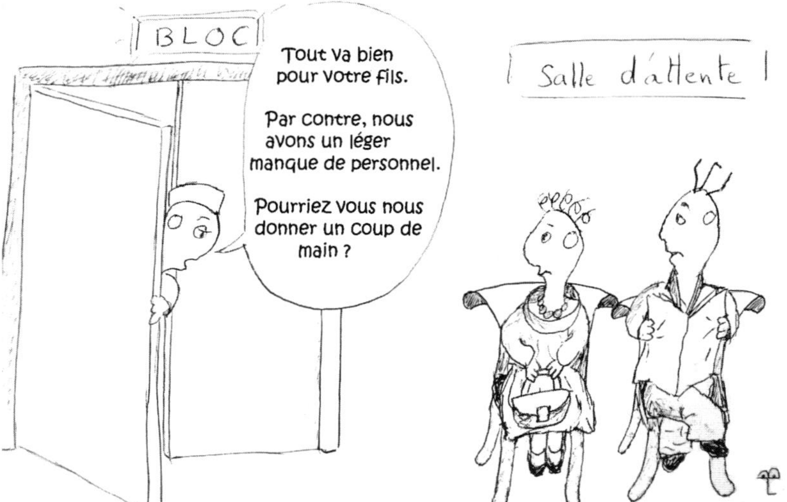

Il faut entreprendre de penser différemment de ce qu'on pensait avant.

Michel Foucault

Comment articuler la relation triangulaire patient-famille-soignant ?

Je constate fréquemment que les familles sont idéalisées par des soignants. Les pères, les mères, les maris, les épouses, les fils, les filles, les oncles et nièces, etc. sont censés être tout amour, affection, attention pour le parent hospitalisé. Les dissensions, les mésententes doivent s'évanouir à l'entrée de l'établissement. La réalité est toute autre. Certaines familles sont dispersées aux quatre coins de France ou plus loin encore. D'autres sont en cours de divorce, de séparation, de recomposition, de conflit lié à des questions de pension ou d'héritage... L'hospitalisation d'un des leurs peut catalyser les discordes, déstructurer le système familial.

Jusqu'à ces dernières années et encore de nos jours, des médecins annonçaient un diagnostic grave, voire un pronostic sombre, à certains membres de la famille sans en informer le patient. Selon certains biographes de l'acteur et comédien Gérard Philippe, son épouse, par amour, lui aurait caché le diagnostic de sa maladie et le pronostic. À la veille de sa mort, il évoquait sa sortie d'hôpital prochaine et ses multiples projets. Certains de ses amis regrettent qu'il n'ait pas eu la possibilité de dire au revoir à ses proches et de préparer comme bon lui semblait ses derniers jours d'existence. Sa famille lui a-t-elle volé sa mort ou lui a-t-elle épargné des souffrances psychologiques ?

Encore aujourd'hui, combien de familles disent-elles gentiment au patient, avec la complicité active ou passive des soignants, qu'il est placé temporairement dans une maison de repos alors qu'il est résidant (donc à vie) en maison de retraite ?

Par ailleurs, la relation entre les soignants et les familles est parfois équivoque. Les uns et les autres ont le même objectif : contribuer activement à la guérison ou aux soins du patient. Ils œuvrent dans le même sens, chacun dans un rôle différent, théoriquement complémentaire. J'entends certains d'entre vous (ma balise Argos m'indique que vous êtes plusieurs lecteurs à lire au même moment) s'exclamer : « Œuvrer dans le même sens ! Ce n'est pas toujours le cas ! L'équipe a parfois l'impression de batailler avec la famille pour la convaincre de la laisser pratiquer tel ou tel soin ! »

En effet, l'angle de vue de la famille n'est pas toujours celui de l'équipe médicale et paramédicale. Si les deux ont le même objectif – le retour à la santé du patient – les uns et les autres peuvent ne pas partager le même avis sur le choix des moyens pour y parvenir. Dans certains cas, les proches sont parfois perçus par les infirmières et les aides-soignantes comme « l'œil de Moscou ». Elles se sentent observées, épiées, évaluées. Travailler sous le regard inquiet des proches rend leurs gestes moins spontanés, plus hésitants, les réponses sont plus évasives. Ceci accroît le doute ou la suspicion de la famille. Les proches ne sont plus vus comme des partenaires de soins mais comme des concurrents gênants.

Les établissements de santé ont tendance à sous-estimer le rôle des familles et des proches, c'est-à-dire la dimension affective et psychologique, dans le processus de guérison. Dans d'autres pays, comme au Québec, les équipes soignantes ont élaboré des démarches de soin qui valorisent le soutien et la présence de l'entourage tout en maintenant le patient dans sa place centrale dans la relation avec les soignants.

Par contre, les services de néonatalogie et de pédiatrie mesurent de plus en plus l'impact de la présence des parents dans la guérison des enfants. Des services mères-enfants sont créés.

Enfin, du fait de la réduction des effectifs, les soignants de certains services, médecine et gériatrie par exemple, accueillent avec soulagement les proches qui viennent aider à l'alimentation ou la surveillance d'un patient dépendant ou agité.

Cette introduction pointe certaines difficultés. Mais je n'oublie pas les très nombreux cas où les familles et les soignants coopèrent efficacement. Les paroles d'encouragement et les lettres des familiers des patients, même suite à un décès, sont des cadeaux revigorants et appréciables pour les soignants.

Dans ce chapitre, nous allons proposer des éclairages aux questions suivantes :

- Quelle est la place de la famille dans la démarche de soin ? Quel est son rôle et quelles sont ses limites ?
- Comment optimiser les relations de partenariat, de coopération et de concertation entre les équipes pluridisciplinaires et la famille autour du patient ?
- Comment ne pas idéaliser la famille ni la sous-estimer ?
- Comment faciliter les relations entre les patients et leurs proches : informer, rassurer, déculpabiliser, impliquer, favoriser ?
- Comment se situer vis-à-vis des demandes des accompagnants ?

8 Une fille inquiète pour sa mère

Témoignage de soignant

Il faut un obstacle nouveau pour un savoir nouveau.

Henri Michaux

Fabienne est infirmière dans un service pour personnes âgées :

« Hier, au moment de la toilette, j'ai installé devant le lavabo une dame âgée nouvellement arrivée. Je lui ai demandé de se laver seule le haut du corps et le visage, sachant qu'elle pouvait le faire. Le projet de soin est de maintenir l'autonomie de cette personne. Elle se lavait seule quand elle était chez elle.

Mme Durand (45 ans environ), la fille de cette personne âgée, est venue faire une visite à sa mère. Quand elle a appris par sa maman que cette dernière s'était lavée seule "au lavabo", elle est venue me voir.

Elle m'a dit qu'elle était très choquée qu'on laisse sa mère seule. Elle ne comprenait pas qu'une infirmière ne soit pas avec elle lors de sa toilette. "J'ai peur que ma mère prenne froid, qu'elle tombe en glissant de sa chaise, qu'elle se lave mal…"

Elle m'a exprimé son inquiétude, ses doutes, ses angoisses. Sa voix trahissait beaucoup d'émotion.

J'avais l'impression qu'elle cachait sa culpabilité d'avoir mis sa mère en institution. Elle est très attachée et proche de sa mère.

Je lui ai répondu : "Votre mère doit conserver son autonomie, le projet de soin a été décidé en concertation avec le kiné. Il est structuré, progressif et tient compte des besoins de votre mère. Il faut que vous nous fassiez confiance, je connais mon métier !" Elle n'a rien voulu entendre ! C'est décourageant ! Et dire qu'elle habite tout près de l'établissement, on n'a pas fini de l'avoir sur le dos ! »

Analyse de la situation

Fabienne a bien analysé la situation : Mme Durand culpabilise de ne pas pouvoir s'occuper autant qu'elle le souhaiterait de sa mère et de déléguer le « prendre soin » (*care* en anglais) à des « étrangers ». Elle a le sentiment d'abandonner sa mère et cette dernière participe peut-être à cette culpabilisation (c'est compréhensible) : « Tu te rends compte, ils m'ont laissée seule… » Pour que la fille puisse faire le deuil d'une mère en bonne santé et accepter la nouvelle situation – une mère dépendante et vieillissante – elle a besoin de contrepartie. C'est le principe inconscient du processus de deuil. C'est la phase de marchandage ou de négociation décrite dans les travaux du médecin Elisabeth Kübler-Ross.

Le processus de deuil

Tout au long de la vie, nous sommes confrontés à des pertes plus ou moins douloureuses : la perte d'un proche, les pertes d'ordre socio-culturel (maison, pays, argent, travail, objet…), les pertes liées au développement (perte des dents de lait pour le petit enfant, perte de son corps d'enfant pour l'adolescent…)

Nous pourrions compléter la liste avec la perte des idéaux, des illusions, etc.

La rapidité et la facilité du travail de deuil dépendent de l'importance de la perte et du caractère de l'individu ; mais le processus est identique pour toute perte (décès d'un proche, perte d'un emploi, handicap physique…)

Les étapes du processus de deuil

(en référence au travail d'Elizabeth Kübler-Ross, médecin américaine qui a consacré sa vie à l'étude du processus de deuil et à l'accompagnement des mourants)

1er stade : le choc – la dénégation

La personne est sidérée : « Mais ce n'est pas possible ! »

2e stade : la révolte

« C'est injuste ! Pourquoi cela arrive à moi ! »

3e stade : la négociation

Recherche de compromis, attitude de marchandage : « Oui, j'accepte que ma mère aille en maison de retraite mais elle doit être surveillée 24 heures sur 24 ! »

4e stade : la dépression, le découragement, la tristesse, l'angoisse

Ce peut être aussi une dépression blanche : la personne n'exprime rien, se renferme, paraît calme, tranquille, parfois elle refuse de manger.

5e stade : l'acceptation

Passées les 4 étapes, l'acceptation, dans le sens reconnaître la réalité telle qu'elle est, est possible. La personne est alors réconciliée avec elle-même. C'est une prise de recul et un apaisement.

Pour que le processus de deuil soit mené à son terme, il est nécessaire que toutes les étapes soient franchies. Certaines le seront rapidement, d'autres peuvent demander beaucoup de temps, avec des retours en arrière, des chevauchements, des arrêts.

La fille de la patiente dit : « Je suis obligée de mettre ma mère en institution mais au moins, elle sera bien soignée, surveillée 24 heures sur 24 ».

Elle a besoin d'être rassurée. Elle a également besoin de percevoir qu'elle a un certain contrôle sur la prise en charge de sa mère. Une personne peut se sentir démunie de ne plus pouvoir jouer son rôle auprès d'un proche aimé. Il lui est difficile de passer d'une situation où elle avait la maîtrise, à une nouvelle réalité où elle en est dépossédée. Dans sa représentation de la situation et d'elle-même, Mme Durand demeure une « bonne » fille aimante, si sa mère, grâce à elle, est bien soignée. Dans son optique, « bien soignée » signifie être prise en charge complètement.

Le travail de l'équipe soignante et de Fabienne, l'infirmière, sera de faire évoluer cette représentation : tous les soignants savent que faire les gestes de la vie quotidienne à la place d'une personne âgée qui en a les capacités (faire la toilette, faire manger, faire le lit, ne pas faire marcher...), c'est la condamner très rapidement à la régression et la perte d'autonomie. C'est le syndrome de glissement.

Je sais qu'à la lecture de ces lignes, certains lecteurs réagissent ! « Mais c'est ce qui se passe dans mon service ! On les douche nous-même pour aller plus vite ! On fait asseoir les résidants sur un fauteuil roulant pour gagner du temps ! On n'a pas le temps ! On ne nous donne pas le temps de bien faire ! » Oui, je connais cette réalité ! Nous en avons parlé précédemment. En faisant à la place du patient, nous gagnons du temps dans l'instant. Nous en perdons beaucoup ensuite, quand le patient devient très rapidement grabataire. Les soins sont alors très longs et la prise en charge beaucoup plus lourde (c'est le cas de le dire, car il faut alors porter les patients).

Les difficultés de l'infirmière

Le dialogue entre Mme Durand (la fille) et Fabienne, l'infirmière, est un « dialogue de sourd ». Elles parlent à partir de leurs vécus respectifs. Autrement dit, la fille parle de ses émotions, ses peurs, ses doutes, ses angoisses, ses représentations affectives du « prendre soin ». L'infirmière, quant à elle, donne une explication rationnelle en s'appuyant sur un raisonnement logique, des connaissances techniques d'infirmière. L'une est dans le monde des émotions, l'autre dans le monde du raisonnement rationnel. Elles ne s'entendent pas parce qu'elles ne parlent pas le même langage.

L'objectif de l'infirmière

Tout d'abord, l'objectif de l'infirmière est de créer une relation de confiance entre l'équipe soignante, la patiente et sa fille. Si cette dernière ne fait pas confiance au personnel, elle pourrait devenir très soupçonneuse et exigeante.

Donc l'objectif de Fabienne est de rassurer, valoriser et réconforter la fille. Elle devra faciliter l'expression et accueillir l'émotion de la fille (peur, doute, inquiétude). Ensuite, elle pourra lui expliquer les raisons de ses actions.

Actions mises en place par la soignante

Après avoir analysé la situation et compris le malentendu, Fabienne a tenté une autre approche le lendemain avec Mme Durand. Cette dernière était toujours inquiète. Fabienne est allée à sa rencontre dans la chambre de la patiente.

Fabienne lui tint à peu près ce langage (nous ne retranscrivons pas les réponses de Mme Durand afin d'aller à l'essentiel) :

L'infirmière : « Comment trouvez-vous votre mère aujourd'hui ? »

Mme Durand : « ... »

L'infirmière : « Avant-hier vous étiez inquiète pour elle ! »

Mme Durand : « ... »

L'infirmière s'adressant à la mère : « Vous avez de la chance d'avoir une fille qui prenne soin de vous. »

La mère de Mme Durand : « ... »

L'infirmière se tournant vers la fille : « Nous, l'équipe soignante, avons besoin de vous pour nous aider à bien prendre soin de votre maman, ainsi vos informations sont importantes. »

Mme Durand : « ... »

L'infirmière : « Je comprends que notre façon de nous occuper d'elle vous surprenne parfois. N'hésitez pas à venir nous voir pour que nous puissions vous expliquer le but de nos actions. Il est important que votre maman puisse garder le plus possible ses habitudes et son autonomie à travers les gestes du quotidien. Si vous le souhaitez, je vais vous expliquer comment nous allons nous y prendre... »

Trois semaines plus tard Fabienne était fière de pouvoir témoigner de la relation qu'elle avait pu établir avec Mme Durand : une coopération constructive et en toute confiance réciproque.

En résumé, quelles ont été les actions essentielles ?

- L'infirmière fait la démarche d'aller parler à la fille de la patiente. Elle n'attend pas que ce soit la fille qui la cherche dans les couloirs. Assez fréquemment, au cours des séminaires que j'anime, des infirmières et des aides-soignantes reconnaissent que, lorsqu'elles voient dans le couloir passer une famille repérée comme angoissée ou exigeante, elles rentrent parfois précipitamment dans une chambre ou un bureau pour éviter les questions embarrassantes. Qui ose dire qu'il ne l'a jamais fait ou vu faire ? Non ? Même quand cette famille jugée difficile arrive dix minutes avant la fin d'une journée de travail bien remplie ? Ce comportement d'évitement amplifie la méfiance, l'inquiétude et le regard « inquisiteur » de la famille.

- L'infirmière nomme et reconnaît l'inquiétude de Mme Durand et cela sans jugement.
- La soignante implique la fille de la patiente dans l'évaluation de l'état de sa mère en lui demandant son avis et sa collaboration dans la prise en charge.
- Elle implique également la patiente en s'adressant directement à elle devant sa fille.
- Elle interprète l'inquiétude de la fille comme une qualité, c'est-à-dire qu'elle reconnaît l'intérêt et l'affection de la fille pour sa mère. C'est ce que l'on appelle « prescrire le symptôme » dans la communication paradoxale. Par exemple quand une famille est trop présente parce qu'elle n'a pas confiance dans l'équipe soignante, si vous lui demandez de vous faire confiance et d'être moins présente, elle vous soupçonnera de vouloir l'écarter et elle aura tendance à faire l'inverse.

« Prescrire le symptôme » consiste donc à valoriser le comportement de la famille perçu comme gênant par les soignants. Paradoxalement, la famille sera rassurée, valorisée, tranquillisée. La confiance sera rétablie, elle s'autorisera à venir moins souvent questionner le personnel sur ses actions (c'est-à-dire plus que six fois par jour au lieu de dix ! Bon courage !)

- Fabienne propose un projet commun concernant la patiente entre l'équipe soignante et la fille. Autrement dit, elle transforme le conflit en collaboration à travers des échanges d'informations réciproques.
- Elle se réfère aux critères de valeur de Mme Durand : elle fait essentiellement référence aux émotions et aux préoccupations de la fille. Elle utilise des termes affectifs : « votre maman » à la place de « votre mère ». Elle n'utilise pas de langage technique.
- Une fois la relation de confiance établie, elle explique les objectifs de la prise en charge et apporte son éclairage.

Erreurs à éviter

- Répondre en se justifiant.
- Critiquer le comportement de l'accompagnant.
- Ne pas tenir compte de l'émotion de la famille, de sa souffrance, de sa fatigue.
- Ne pas entendre ou ne pas répondre à la demande implicite.
- Expliquer les soins à l'aidant uniquement dans une logique « soignante ».
- Imposer à l'accompagnant un rôle trop lourd pour lui. Il n'est pas un soignant. Il a le droit de peu s'impliquer ou de rester en retrait sans culpabilité.
- Ne s'adresser qu'à l'accompagnant et lui laisser prendre toute la place dans les échanges.

Points de vigilance essentiels

- Nommer et reconnaître l'état émotionnel de l'accompagnant.
- Valoriser le rôle et les compétences de la famille du patient.
- S'adresser directement au patient au cours de l'échange avec les membres de sa famille. S'adresser alternativement au patient et à l'accompagnant même si c'est ce dernier qui parle et pose des questions.
- Rassurer, valoriser, créer une relation de confiance.
- Prescrire le symptôme : reconnaître l'intention positive du comportement de l'accompagnant.
- S'appuyer sur les critères de valeurs de l'accompagnant.
- Expliquer les objectifs de soins.
- Impliquer la famille dans le projet de soin dans la limite de ses possibilités et de ses souhaits.

9 Absence de communication entre une fille et sa mère : comment une dame très âgée atteinte de la maladie d'Alzheimer et sa fille ont repris contact

Se taire et écouter, pas un être sur cent n'en est capable,
ne conçoit même ce que cela signifie.

Samuel Beckett (*Molloy*, 1951)

Témoignage d'un soignant

Dans un EHPAD (Établissement hospitalier pour personnes âgées dépendantes), l'équipe soignante a pris conscience qu'elle ne connaissait pas assez les résidants pour réaliser des prises en charge de qualité. Comment répondre aux besoins de personnes qu'on ne connaît pas ? Comment aider les familles à maintenir la relation avec leur proche ? Comment stimuler les capacités résiduelles des personnes désorientées ? Pour répondre à ces questions, la direction a mis en place des formations sur le thème « le récit de vie ».

Le récit de vie consiste à s'intéresser à l'histoire de vie d'un résidant. Quel que soit notre âge, nous aimons raconter ce que nous avons fait ou vécu. À part quelques exceptions, nous apprécions que d'autres personnes s'intéressent à nous. Que faites-vous de retour de week-end ou de vacances dans le service au moment de la pause avec les collègues ? Ne racontez-vous pas vos vacances ou le dernier film vu ou les exploits de vos enfants ? NON ! Si ce n'est pas vous, c'est donc votre collègue !

Que reste-t-il aux personnes très âgées que vous accueillez ? Certaines n'ont plus ou très peu de visites. Leurs amis sont décédés ou elles ne les voient plus. Les membres de la famille ne sont pas toujours présents car ils sont déjà très âgés ou ils habitent loin ou ils ne sont pas impliqués. Il reste les souvenirs comme lorsque que l'on regarde avec des amis en plein hiver les photos des vacances d'été. Quel plaisir de partager ces moments agréables parfois tristes, dans tous les cas, riches en émotions. À moins d'être un sage qui vit dans la sérénité de l'instant présent !

Donc, pour revenir à notre histoire, chaque personne de l'équipe soignante a choisi d'interviewer seul un résidant. Pour les résidants qui ne s'expriment plus verbalement, il a été décidé de questionner un membre de la famille.

Véronique, nouvellement kinésithérapeute dans l'établissement, n'est pas encore très à l'aise pour créer une relation avec les personnes âgées avec qui la communication verbale réciproque n'est pas possible. Elle propose à Laure, aide-soignante depuis... un nombre certain d'années, de rencontrer ensemble la fille de Mme Faure.

Léontine Faure est une toute petite dame, toute menue. Sa peau blanche paraît transparente. Ses yeux sont tantôt pétillants tantôt éteints. Elle reste la plus grande partie du temps dans son lit. Les aides-soignantes l'installent quelques heures par jour dans son fauteuil ou dans un « fauteuil coque ». Elles se donnent du mal à essayer de tenir sa tête droite.

Elle ne parle pas ou très peu. Parfois, elle répond par « oui » ou « non ». Il lui arrive de dire un mot ou de répéter un terme qu'elle vient d'entendre.

Sa fille Éliane, une belle femme d'une quarantaine d'années, est très tendue depuis que sa mère est hospitalisée. Elle vient la voir chaque jour et semble totalement désemparée. Elle explique à Véronique qu'elle ne sait pas si sa mère l'entend et la comprend. Elle lui parle de ce qu'elle fait, de son travail et surtout de son fils qui a 8 ans. Mais sa mère ne réagit pas. Elle ne sait plus comment rester en relation avec sa mère. Elles ont toujours été très proches. C'est insupportable de sentir que sa mère est ailleurs et ne semble plus s'intéresser à sa famille.

Laure et Véronique lui proposent de leur raconter la vie de sa mère, en présence de cette dernière. D'une part, cela permettra de connaître Mme Faure et d'autre part, de voir comment cette dernière réagit en entendant le récit de sa propre existence. Éliane demande un temps de réflexion et finit par accepter. La date de la rencontre est fixée. La veille, le mari d'Éliane téléphone à Véronique pour exprimer son souhait d'annuler cette rencontre. Il explique que sa femme est très angoissée de voir sa mère dans cet état. Il a peur que le fait de parler du passé ne soulève encore plus d'angoisse. Véronique et Laure sont perplexes. Cette démarche leur paraissait anodine, elle rencontre des difficultés inattendues. Le jour J, Éliane est déterminée, elle ne veut pas prendre en compte les inquiétudes de son époux.

Mme Faure est dans son lit en position assise. Sa fille s'installe debout en face d'elle, au pied de son lit pour que Mme Faure la voie bien. Véronique et Laure sont assises de chaque côté du lit, à proximité des mains de

Léontine. Laure lui explique le but de cette rencontre, sans savoir si Léontine la comprend.

Éliane, visiblement émue, commence le récit : « Maman, tu es née en décembre 1915 pendant la guerre. Ta mère s'appelait Marie. Elle était culottière, elle devait coudre des culottes, des pantalons pour les hommes. Tu te rappelles ? Ton père s'appelait Jean Henri. Il a été forgeron. Il travaillait dur. Il était dur avec ses enfants aussi !... »

Éliane s'arrête un instant, elle observe sa mère. Elle pose une main sur le pied du lit.

Mme Faure a la tête bien relevée. Dès le début du récit, elle a posé son regard sur sa fille, ses yeux brillent maintenant, ils pétillent même ! Pendant les 40 minutes qui vont suivre, elle hochera la tête, dira souvent « oui », quelques fois « non » en fronçant les sourcils jusqu'à ce que sa fille rectifie l'erreur. Son visage s'anime, elle sourit, tourne la tête vers Véronique, puis Laure comme pour les prendre à témoin. D'ailleurs ces dernières lui ont pris les mains, contaminées par l'émotion. À d'autres moments, lors du récit du décès d'un frère par exemple, Léontine verse quelques larmes. Au bout de 40 minutes, Mme Faure montre quelques signes de fatigue. Il est décidé d'arrêter. Léontine tire à elle Laure et la serre dans ses bras. Puis c'est au tour de Véronique. Laure et Véronique se retirent, laissant la mère et la fille se retrouver. Dans la salle de soin, les deux soignantes ne se lassent pas de raconter à leurs collègues l'attitude de Léontine, ses yeux qui brillent, son sourire et ses larmes en se remémorant sa vie d'enfant, de petite fille puis de jeune femme. Un quart d'heure plus tard, la fille de Léontine les rejoint, les remercie : « Je ne savais plus quoi dire à Maman. Je n'arrivais plus à échanger avec elle. Je pensais qu'elle ne me comprenait plus. Maintenant, je sais comment entrer en relation avec elle. Elle ne se souvient pas de ce que je lui ai dit la veille ni du prénom de son petit-fils mais elle se souvient des évènements du passé plus lointain. Elle semble reprendre vie ! » Les jours suivants, Laure remarque que Léontine lui sourit quand elle lui procure un soin et elle lui serre doucement la main quand elle en a la possibilité. Elle a donc la réponse à une des questions : elle la reconnaît. Au cours de la toilette ou du repas, Laure raconte à Léontine un évènement de son existence tout en observant ses réactions. Par pudeur, elle évite les sujets trop intimes ou douloureux.

Le récit de vie

Vivre c'est perdre.

A. Comte-Sponville

Le récit de vie consiste à reconstituer l'essentiel de la vie d'une personne et ainsi reconstruire le passé pour l'intégrer dans le présent.

▷

▷

En racontant sa vie, la personne se réapproprie sa propre histoire, son identité par un travail de reconstruction de son récit.

Elle redonne du sens aux différents aspects – parfois épars – de son existence : scolaire, professionnel, familial, personnel...

Le récit est obligatoirement partiel, c'est un essai pour approcher la vérité de moments différents.

Permettre à une personne âgée de « se raconter » c'est la considérer comme un acteur de sa propre vie et de son récit. « L'individu, dit Vincent de Gauléjac, est le produit d'une histoire dont il cherche à devenir le sujet. »

La réminiscence

Il s'agit d'un souvenir vague, imprécis, où domine la tonalité affective.

La réminiscence est comprise à la fois comme un processus d'émergence d'un souvenir ou de ce qu'il en reste, et comme le résultat de ce processus.

Objectif

L'objectif est de conserver une qualité de vie des personnes âgées accueillies en tenant compte de leurs origines, de leur culture, de leurs habitudes et de leurs pathologies éventuelles.

Les soignants et les animateurs pourront ainsi proposer des activités, des animations et des stimulations en fonction des besoins et des demandes des résidants.

Maintenir ou recréer un lien avec le passé et la vie sociale des personnes âgées est un moyen simple et efficace pour lutter contre le désœuvrement, l'ennui et la perte d'autonomie.

Apports du récit de vie

Ils sont multiples. Connaître les éléments essentiels de la vie d'une personne âgée permet de :

- mieux la comprendre et répondre à ses besoins ;
- lui donner des repères de temps et d'espace en lien avec son passé ;
- respecter ses goûts, ses habitudes, ses rythmes biologiques, ses désirs ;
- favoriser les liens avec l'entourage, la famille ;
- proposer des animations et stimulations adaptées à ses besoins ;
- stimuler ses fonctions cognitives, intellectuelles et artistiques, prévenir ainsi le repli sur soi et le glissement dans l'état végétatif ;
- stimuler ses cinq sens, l'aider à conserver la mémoire ;
- donner ou redonner du sens et de la valeur à sa vie, son histoire...

Le travail des soignants en devient passionnant et très enrichissant, selon le dire des soignants eux-mêmes.

Des supports comme les photographies, les cartes postales, les publicités et les livres anciens, les musiques, les chansons d'autrefois, les objets anciens, les coupures de journaux, les odeurs, les parfums peuvent être utilisés pour stimuler la réminiscence.

Points essentiels du déroulement d'un entretien avec un membre de la famille et un résidant

- Expliquer le déroulement et les objectifs à la famille :
  - améliorer la prise en charge, la personnaliser ;
  - développer une meilleure connaissance du résidant ;
  - stimuler la mémoire à long terme du résidant.
- Demander à la famille d'apporter un support (photo, objet...) éventuellement.
- Informer et demander l'accord du résidant (si possible).
- Fixer un rendez-vous.
- Prévenir les collègues.
- Prévoir un lieu approprié : calme, où l'intimité pourra être respectée.
- Préparer entre 10 et 15 questions ouvertes ciblées qui permettront de démarrer l'entretien et de relancer l'échange si nécessaire.

Le jour « J »

- Accueillir la famille (une personne ou deux maximum), rappeler les objectifs.
- Répéter les objectifs au résidant, redemander l'accord au résidant (si possible).
- Mener l'entretien dans un lieu tranquille, en utilisant les techniques d'écoute (reformulation, questions ouvertes ciblées, questions relances...) et une attitude d'écoute (regard, hochement de la tête...)
- Si vous êtes deux soignants, l'un des deux prend des notes.
- À la fin de l'entretien, remercier, valoriser.
- Laisser la famille avec le résidant.
- Mettre en forme les informations sur le support prévu à cet effet.
- Faire le point avec la famille, demander les impressions, prévoir la suite à donner : autres entretiens, à quelle fréquence ? Projets à mettre en place ?
- Prévoir un temps pour restituer à l'équipe les informations clés qui pourront aider aux soins relationnels, après avoir demandé l'autorisation à la famille.

Conditions de réussite

- Toute l'équipe soignante (ou une grande majorité) doit adhérer et participer aux objectifs du projet de vie : cadres, AS, ASH, IDE, kinésithérapeute, animateurs, médecins. Le cadre doit être le garant du respect des objectifs.

- Les personnes doivent être formées, soit en interne, soit en externe au récit de vie pour développer leurs qualités de communication et d'écoute auprès des résidants et des familles.
- Des temps de réflexion en équipe doivent être mis en place pour exploiter le récit de vie à travers la vie quotidienne (toilette, repas, « changes ») et au cours des ateliers d'animation.
- Les temps d'écoute des personnes âgées et des familles doivent être intégrés dans le temps de travail des soignants.
- Le rôle et la place de l'aidant doivent être valorisés dans le processus de maintien de la qualité de vie des résidants. La famille doit être considérée comme un partenaire dans la démarche de soin. Il ne s'agit en aucun cas de lui dicter une conduite à tenir, ni de lui assigner un rôle qu'elle ne pourrait assumer. Chaque membre de la famille doit pouvoir s'investir à sa mesure, mesure qui peut évoluer dans le temps.

10 Une famille excédée : une intervention chirurgicale retardée

Le florilège des bonnes raisons de ne rien faire est infini.
André Glucksmann

Témoignage d'un soignant

Éric, infirmier dans un service de chirurgie orthopédique : « *Un jeune patient de 21 ans a été admis un soir dans notre service. Il venait du service des urgences. Il avait eu un accident de scooter. Selon ses parents, une voiture ne s'était pas arrêtée à un feu rouge et l'avait percuté au milieu d'un carrefour. Il avait de nombreuses ecchymoses douloureuses mais sans gravité et une fracture de la cheville droite. Il devait être opéré le lendemain matin. Donc, le matin, il était à jeun. Lorsque j'ai pris mon service à 13 heures, il n'était toujours pas descendu dans la salle d'opération. Lors de la relève, mes collègues m'ont indiqué que les parents du jeune homme étaient très inquiets. Ils venaient interpeller toutes les demi-heures le personnel pour savoir à quelle heure leur fils serait opéré. Leur attitude était de plus en plus agressive. Lors de leur dernier échange avec l'infirmière, le père, très en colère, a menacé de porter plainte. J'ai dû intervenir fermement plusieurs fois dans l'après-midi pour calmer les parents qui criaient dans le couloir. Ils étaient outrés qu'on laisse leur fils depuis la veille sans manger et qu'on ne lui dise pas s'il allait être opéré dans la journée. Je leur disais que je n'en savais rien, que je n'y étais pour rien et que je ne pouvais rien faire de plus que d'attendre les instructions des chirurgiens. Ils ne voulaient rien entendre. En même temps, je comprenais leur exaspération. Cela arrive de plus en plus fréquemment. Des interventions chirurgicales, bien que programmées, sont reportées sur plusieurs jours par manque de chirurgiens ou de salle d'intervention disponible. À 17 heures, j'ai rappelé le « bloc » et j'ai dû informer les parents que leur fils ne serait opéré que le lendemain matin et qu'il pouvait donc manger. Ils ont exprimé clairement leur mécontentement ! Non seulement, nous avons beaucoup de travail dans le service avec les soins aux patients, mais nous devons aussi gérer les conséquences des dysfonctionnements des autres services ! Par ailleurs, les parents et les familles sont de plus en plus exigeants* ».

Analyse de la situation

L'analyse est simple dans cette situation. Le contexte est en lui-même anxiogène. Le patient et sa famille sont confrontés, depuis la veille, à une série d'événements imprévus et douloureux : l'accident de scooter, l'attente aux urgences (ce n'est pas dit dans l'histoire, mais nous connaissons la réalité des services d'urgence), l'hospitalisation, l'attente de l'intervention chirurgicale et son florilège de peurs et d'angoisses. Le père et la mère du jeune homme se sentent probablement impuissants face aux conséquences de l'accident de leur fils. Leur seul moyen de jouer leur rôle de parents protecteurs, est d'intervenir auprès de l'équipe soignante pour qu'elle fasse ce qu'ils considèrent leur travail, c'est-à-dire pratiquer une intervention chirurgicale rapidement. Par ailleurs, le fils est à jeun. Avez-vous remarqué que, ce qui peut être un détail sans importance car sans gravité pour les médecins ou les infirmiers, peut être une source de préoccupation presque prioritaire pour une mère ou un père ? Pour certaines familles, laisser un enfant (quel que soit son âge, c'est toujours leur enfant même s'il a 40 ans) sans manger est insupportable. Nous pouvons faire l'hypothèse que la nourriture joue un rôle symbolique important. Manger et boire est un signe de vie et de santé pour les familles. Par ailleurs, interdire à une mère de nourrir son enfant, c'est comme lui ôter son rôle de mère nourricière et protectrice. Nous retrouvons cette même angoisse dans les services accueillant des personnes très âgées qui mangent très peu. Les enfants sont rassurés quand ils savent que leur mère ou leur père mange avec appétit. Manger peu est un signe souvent associé à une santé défaillante qui peut être perçu comme le non-désir de poursuivre la Route.

Éric, l'infirmier, dit aux parents du patient : « Je n'en sais rien, je n'y suis pour rien. Je ne peux rien faire de plus ». Son impuissance est en miroir avec celle des parents. Dans cette situation, le fait d'exprimer son impuissance augmente le sentiment d'insécurité, de frustration et d'incompréhension des parents.

Objectifs

L'objectif de l'infirmier est de montrer aux parents du jeune homme qu'il a perçu à travers la manifestation de colère, leur peur et leur incompréhension. Il pourra ensuite répondre à leur besoin d'être rassurés et d'être pris en compte dans leur rôle de parents. Parallèlement, l'objectif est de trouver une solution adaptée au patient avec l'équipe de la salle d'opération.

Pistes d'actions

Dans le chapitre 1 de ce livre, nous avons abordé le sujet du patient en colère. Tout ce qui a été dit sur ce thème peut être repris ici. En résumé, nous avons vu les principes suivants :

Commencez par écouter la personne en l'invitant à s'expliquer. Assurez-la de votre désir de l'écouter, de la comprendre, de l'aider à résoudre ses problèmes.

Cela vous permet de :

- recueillir des informations qui peuvent être utiles pour la suite ;
- rester centré sur votre respiration pour ne pas vous laisser contaminer par l'émotion de votre interlocuteur et donc de garder votre calme ;
- laisser la personne « vider son sac ». Sa pression émotionnelle ayant diminué, elle sera plus disposée à vous écouter ;
- vous laisser le temps de vous rappeler que la colère est une expression de souffrance, de malaise.

Reprenez la parole en disant : « oui » puis mettez des mots sur ce que la personne semble ressentir comme émotion.

Portez votre attention autant sur ce que vous dites que sur la façon dont vous le dites afin d'augmenter votre crédibilité et donc votre charisme. Dit autrement, si vous utilisez des techniques de communication qui se veulent non-violentes en pensant : « Quel imbécile ! J'ai envie de le gifler », vous obtiendrez des résultats peu concluants. Votre intention intérieure est aussi importante que les techniques relationnelles.

Nous allons compléter ces propositions par d'autres pistes d'actions adaptées à cette situation.

Isolez la personne ou la famille du public

Conduisez, si possible, la famille dans un lieu au calme (la chambre du patient, la salle de soin, un bureau…) Une personne agressive s'exprime d'autant plus que des tiers sont présents. La laisser exprimer publiquement ses revendications la conforte dans une position de « porte-parole » des silencieux.

Invitez la personne à s'asseoir et asseyez-vous à côté d'elle : elle ne protestera pas autant et pas si fort en position d'égalité vis-à-vis de vous.

Posez des questions

Les questions simples et courtes permettent de créer une relation de confiance. Elles aident la personne à se calmer émotionnellement. Elles doivent être posées de façon à amener la personne à répondre « oui » afin de dépassionner la situation, de faire descendre la tension, d'induire indirectement une relation de coopération et non d'opposition.

Par exemple, dans cette situation où le patient à jeun attend d'être opéré, Éric, l'infirmier, arrive dans le service à 13 heures. Il rencontre les parents en colère, il peut poser les questions suivantes aux parents :

– « Donc, si je comprends bien, votre fils est dans le service depuis hier soir ?
– Oui…
– Il est à jeun ?
– Oui.
– Il est 13 heures et vous aimeriez qu'il soit opéré avant demain matin ?
– Oui. »
– Ensuite :
– « Le cadre du service est-elle venue vous expliquer l'organisation des interventions ? » (si c'est dans les habitudes du service que le cadre joue ce rôle) ou
– « Que vous a dit le médecin concernant l'intervention ? »

Ceci afin d'avoir suffisamment d'éléments et apporter une réponse adaptée.

Exprimez votre intention de proposer une solution, d'un ton ferme et posé

Exemple : « Voilà ce que je vous propose » ou « Voilà ce que nous allons (vous allez) faire. »

Proposez une solution

Exemple : « Je contacte au plus vite le bloc opératoire pour savoir s'ils peuvent opérer votre fils avant ce soir et si ce n'est pas possible, je lui apporte de quoi manger avant le repas du soir. »

S'il n'y a pas de solution ou si vous devez apporter une mauvaise nouvelle, prévenez par un mot qui montre votre compréhension.

Exemple : « Malheureusement » ou « hélas » ou « je suis désolé » (différent de « je m'excuse »), « l'équipe du bloc ne peut pas le prendre aujourd'hui. »

Si nécessaire, expliquez.

Exemple : « Ils pensaient pouvoir le prendre jusqu'au dernier moment mais une intervention délicate a duré plus de temps que prévu. »

Si nécessaire, compatissez (cela ne veut pas dire s'apitoyer ou pleurer avec le patient ou la famille !) Montrez à la personne que vous avez perçu son mécontentement. Ignorer l'agressivité ne pourrait avoir pour effet que de la renforcer. L'indifférence comme la fuite traduit notre peur d'affronter l'autre, ce qui ne peut que renforcer le désir de l'autre d'en jouer et de surenchérir.

Par exemple : « Oui, vous êtes déçus et en colère. C'est très pénible d'attendre des heures que son fils soit opéré. Et en plus il est à jeun. L'intervention ne peut pas avoir lieu aujourd'hui ! Il y a de quoi être mécontent, je le serais aussi ! Je suis vraiment désolé pour votre fils. » Si la personne insiste : « Nous manquons de chirurgiens et de salles d'intervention ». Si la personne insiste encore : « Vous pouvez toujours faire quelque chose : je vous invite à écrire à la direction et décrire votre situation. »

... Merci de ne pas faire lire ce livre à votre direction...

La situation est déjà très difficile à vivre pour le patient : devoir subir une intervention chirurgicale est en soi, pour la plupart d'entre nous une source d'inquiétude voire d'angoisse. Devoir attendre toute une journée l'intervention et apprendre qu'elle est déprogrammée le soir venu, va provoquer une tension plus importante encore. Si en plus, le patient ou le père du patient a la sensation d'être face à un mur d'incompréhension, d'être un numéro et non une personne à part entière, il ressentira non seulement de la peur et de la frustration, mais aussi de l'impuissance. Avec cette démarche, il se sentira accueilli dans sa colère, reconnu et il pourra agir (écrire une lettre, même si la plupart des familles et des patients ne passe pas à l'acte, l'idée de pouvoir le faire peut faire baisser la pression). S'il écrit, il pourra alerter la direction de l'existence de dysfonctionnements.

Créez une relation de confiance : synchronisez-vous sur le non-verbal, désynchronisez les comportements d'agressivité

Nous ne pouvons convaincre quelqu'un, que si nous avons créé une relation de confiance. C'est-à-dire si nous avons réussi à montrer à l'autre qu'il pouvait avoir confiance en nous. Et qu'est-ce qui fait qu'un être humain a confiance ? Il se sent en confiance quand il peut se reconnaître à travers l'autre, quand il perçoit des points communs avec l'autre : « qui se ressemble s'assemble ». Avez-vous remarqué les touristes français à l'étranger ? L'attitude dominante est d'aller vers les autres touristes et de rester entre Français. Nous sommes rassurés par ce qui nous ressemble.

D'autre part, quand deux personnes sont en relation, elles ont tendance naturellement à se synchroniser l'une par rapport à l'autre, c'est-à-dire à adopter un mode et un rythme de communication similaires. Vous pouvez aisément l'observer au restaurant quand le contact passe bien entre deux personnes : une personne se penche en avant, l'autre personne se rapproche aussi, la première parle moins fort, l'autre aussi, la première fronce les sourcils, la seconde aussi puis si le contact passe bien, le phénomène s'inverse, c'est la seconde personne qui donne la « cadence » et l'autre personne la « suit ». L'influence est mutuelle, à tour de rôle et de façon inconsciente. Nous avons une tendance inconsciente à nous adapter les uns par rapport aux autres. Dans une cour d'école maternelle, les institutrices connaissent bien ce fonctionnement. Quand un enfant part en courant, tous les autres autour de lui le suivent. Si un enfant saute, les autres font de même. Dans une crèche, quand un bébé pleure, les autres bébés se mettent à pleurer au grand désespoir des auxiliaires de puériculture ! Ce mimétisme est à la base de l'apprentissage.

Ce comportement de synchronisation permet de comprendre pourquoi nous sommes entraînés dans une spirale d'agressivité quand une personne est en colère et agressive. Très rapidement et malgré notre bonne volonté, nous perdons notre sang froid et nous nous surprenons en train de crier ou parler sur un ton agressif alors que cinq minutes avant, nous étions calmes et déterminés à le rester ! Non ? Pas vous ? Alors vous êtes l'exception qui confirme la règle. Soit vous êtes dans l'hyper contrôle, soit vous êtes « blindé », « carapacé » (attention, le burn out vous guette), soit vous mettez en pratique ce que nous avons décrit précédemment, soit vous êtes un surdoué de la relation !

En effet, il s'agit de montrer dans la relation à l'autre que nous le comprenons, qu'il peut avoir confiance en nous en adoptant un comportement proche du sien (ce qui ne veut pas dire être identique).

Un exemple : le patient en face de moi parle vite, fort, sur un ton agressif, fait de grands gestes, dont certains menaçants (doigt pointé), de grands mouvements, s'agite, fronce les sourcils. Si je lui réponds en parlant exactement comme lui, en montant un peu le volume pour me faire entendre, il est probable qu'il se synchronise sur moi, c'est-à-dire qu'il fasse la même chose mais au niveau au-dessus : plus fort, plus vite, plus agressif, plus plus plus… et c'est l'escalade que nous connaissons.

Si je lui réponds en parlant lentement, doucement, en restant immobile, sans geste, sans expression sur le visage ou pire avec le sourire, il est fort possible que la personne ait l'impression que je ne la comprends pas, que je ne prends pas en compte sa demande, pire, que je me moque d'elle. Elle ne se « reconnaîtra » pas à travers mon mode d'expression.

Autre possibilité, je parle vite comme elle, je fais de grands gestes, amples, ouverts, je fronce les sourcils. En revanche, je désynchronise d'autres éléments du mode de communication de la personne. Je parle d'un ton neutre, ferme, sans agressivité, je parle un peu moins fort que la personne. Mes gestes sont amples mais non agressifs tout en reformulant ce qu'elle dit. Peu à peu, je parle plus posément, calmement, plus lentement. Si le contact s'est établi entre elle et moi, je vais m'apercevoir qu'elle calque son comportement sur le mien, qu'elle me « suit », qu'elle se synchronise inconsciemment sur mon mode de communication. C'est ce qui se passe naturellement quand nous sommes « sur la même longueur d'onde », que le « courant passe bien ».

Demandez l'aide d'une tierce personne

Si, malgré vos efforts, les parents du patient restent en colère et continuent leurs récriminations, osez demander à un collègue ou un médecin ou un cadre de prendre le relais. Et cela sans culpabilité. De multiples facteurs rentrent en jeu dans les relations humaines. Vos réponses, votre attitude, votre intention peuvent être tout à fait adaptées et les résultats de votre action très décevants. Nous ne sommes pas tout-puissants. Nous ne pouvons pas toujours avoir le plaisir de savourer les beaux effets de nos actions. Par contre, nous avons toujours la possibilité de jouir de la satisfaction d'avoir fait de notre mieux, même si le résultat n'est pas à la hauteur de nos attentes. Donc, étant donné que vous travaillez dans un établissement de santé et que le travail en équipe est une des conditions *sine qua non* de la réussite des soins, demandez à une tierce personne de prendre le relais. Peut-être que, du fait de son sexe, son âge, sa taille, sa fonction, la couleur de ses cheveux, elle aura plus d'influence que vous sur la personne en colère. En effet, cette dernière projettera sur elle, du fait de son vécu, une figure d'autorité ou de confiance qu'elle ne projetait pas sur vous. Ou tout simplement, votre collègue a formulé ses explications d'une façon qui correspondait mieux à la famille ce jour-là. Un autre jour, c'est votre collègue qui fera appel à vous. En revanche, vous pouvez vous interroger sur vos capacités relationnelles si les familles ou les parents sont régulièrement agressifs avec vous. Avez-vous remarqué que, selon le collègue avec qui vous travaillez en équipe, la matinée (ou l'après-midi ou la nuit) sera calme ou agitée ? Ceci est d'autant plus sensible dans les services de psychiatrie et de gériatrie.

Faites remonter l'information aux cadres et aux médecins

Proposez des groupes de travail inter-services pour analyser les dysfonctionnements et y remédier par la concertation. Combien de temps de travail dépensé à régler des problèmes dus à des dysfonctionnements ? Tous les services des établissements de santé sont en interactions et en interdépendance. Comment un service d'hospitalisation peut-il travailler correctement avec le service de radio, le service des urgences, le service des cuisines, la lingerie, etc., sans se réunir régulièrement en équipes inter-services et interdisciplinaires et faire le point sur les difficultés réciproques rencontrées ? La démarche qualité passe par l'analyse constante des dysfonctionnements et la conduite de mini projets pour mettre en œuvre des améliorations possibles par les intéressés eux-mêmes. La réalité du terrain montre que les conditions de travail actuelles ne favorisent pas, pour ne pas dire freinent, ce type de démarches.

Erreurs à éviter

- Dire : « J'sais pas, j'viens juste de prendre mon service » ou « J'sais pas, c'est pas mon secteur (ou mon patient) » ou « C'est pas moi, c'est ma collègue qui a dû se tromper, les jeunes maintenant... le sérieux dans le travail... » ou « Si vous croyez que vous êtes le seul dans le service, on n'a pas

que ça à faire ! » Rappelez-vous que vous êtes le représentant de l'établissement aux yeux du patient et de la famille.
- Feindre l'indifférence.
- Parler longuement, paraître hésitant.
- Donner des réponses floues.

Éviter de dire :	Remplacer par :
"Je ne peux rien pour vous" ou "je ne peux rien faire d'autre".	- " Nous faisons le maximum" ou - "je ferai tout ce qui est en mon pouvoir" (par exemple, prévenir le médecin qu'un patient souffre). - "Comptez sur moi pour faire le maximum."
"Je ne sais pas, je viens d'arriver."	- "Je me renseigne."
"Il faut que vous..." ou "vous devriez... " ou "vous ne devriez pas..."	- "Le mieux est que..." - "Cette situation nécessite que vous..." - "Je vous propose de..."
"Vous vous trompez..." ou "vous avez tort."	- "Je pense qu'une erreur s'est glissée..." - "Il doit y avoir une erreur, un malentendu..." - "Je me suis mal exprimé."
"Ne vous inquiétez pas"	- "Je peux vous assurer que..." - "Soyez rassuré." - "Je vois que vous êtes inquiet."
"Ne vous mettez pas en colère" "Calmez-vous" "Vous n'avez pas de raison de vous mettre en colère".	"Je vois que vous êtes en colère." "Je comprends votre colère." "Moi aussi, si on me donnait des informations contradictoires, je serais en colère."
"Il n'y a pas que vous dans le service."	"Oui, vous êtes inquiet d'attendre sans avoir d'information." "Je reviens vous informer dès que possible."

Points essentiels

- Écoutez la personne.
- Posez des questions.
- Exprimez votre intention de proposer une solution.
- Proposez une solution.
- S'il n'y a pas de solution ou si vous devez apporter une mauvaise nouvelle, prévenez par un mot qui montre votre compréhension.

- Si nécessaire, compatissez (cela ne veut pas dire s'apitoyer ou pleurer avec la famille !)
- Créez une relation de confiance : synchronisez-vous sur le langage non-verbal.
- Désynchronisez les comportements d'agressivité.
- Si nécessaire, demandez l'aide d'une tierce personne.

Références

Michel M. Thirion J.F. *La gestion des conflits à l'hôpital*. éd. Lamarre, 1996.
Laborit H. *L'inhibition de l'action*. Paris : Masson, 1979.
Layole G. *Dénouer les conflits professionnels*. Paris : Éditions d'Organisation, 1984.

IV

Relations professionnelles : une cohésion d'équipe mal… menée

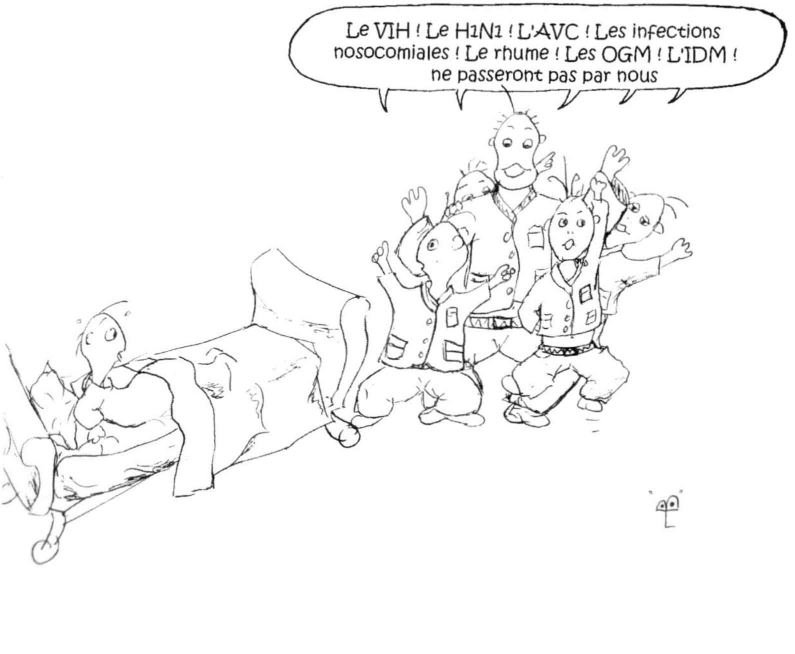

Il faut choisir : se reposer ou être libre.

Thucydide[1]

Je constate fréquemment à quel point la qualité des relations professionnelles est déterminante dans le plaisir des soignants à réaliser leur mission.

Le témoignage suivant est assez courant.

« *Infirmière diplômée depuis deux ans, je travaille dans un service spécialisé en oncologie pédiatrique. La charge de travail physique et psychique est importante. Les médecins sont tous passionnés par leur mission, ils ne comptent pas leurs heures. Ils travaillent en partenariat avec les centres de recherche du monde entier pour peaufiner des traitements nouveaux. Ils sont très exigeants. Nous, les infirmières, n'avons pas le droit à l'erreur. La pression est très forte d'autant plus que les parents sont constamment présents auprès de leurs enfants. Ils nous posent mille questions sur le moindre de nos gestes. Nous comprenons leurs inquiétudes. Leur angoisse est palpable. Nous avons tous les mois des décès d'enfants. Nous accompagnons les enfants et les familles jusqu'à la fin. La dimension émotionnelle est très présente dans notre travail.* »

L'infirmière explique en détail comment elle a pris dans ses bras un enfant d'un an qui était en train de mourir pour le poser dans les bras de sa mère et comment elle a accompagné cette mère. « *Bien sûr, le travail est très dur mais pour rien au monde je ne voudrais changer de service ! Car l'ambiance du service est super ! Nous sommes solidaires les uns les autres, nous échangeons beaucoup. Notre cadre est à l'écoute, elle recherche des solutions pour dénouer nos problèmes. Les médecins partagent leurs connaissances lors des "staffs" et ils respectent notre travail. Nous pleurons régulièrement dans ce service, lors d'un décès par exemple et c'est tout à fait accepté par les professionnels. Nous rions aussi beaucoup. La moindre bonne nouvelle est l'occasion de "festoyer". Nous évacuons le stress par les larmes et par le rire. Les nouvelles infirmières du service se classent en deux catégories : celles qui repartent dans le mois qui suit, ne supportant pas la charge émotionnelle et celles qui restent et qui ne veulent plus partir !* »

L'intérêt du travail lui-même est un facteur de motivation. Mais, dans le domaine de la santé, l'ambiance, le soutien, le respect, la coopération sont des critères déterminants dans la motivation et le plaisir à travailler.

Le management du cadre et les relations entre le chef de service et l'équipe paramédicale conditionnent amplement la qualité des relations.

Je rencontre de plus en plus fréquemment des infirmières qui expriment le souhait de changer de service ou d'établissement à cause des relations exécrables dans leur service.

1 Historien grec (vers 465 / 395 avant J-C).

Voici quelques exemples des difficultés relationnelles exprimées par les soignants :

- soignants ou professionnels qui ne font pas leur travail ;
- démotivation de certaines personnes ;
- difficulté de trouver sa place au sein d'une équipe pluridisciplinaire ;
- méconnaissance des différents lieux de travail et des conditions de travail des autres ;
- difficulté des anciens à accepter les nouveautés et les propositions des jeunes ;
- conflits entre les personnes de grades différents faisant les mêmes soins, (IBODE et infirmière, puéricultrice et infirmière...)
- agressivité des collègues, des médecins...
- conflits au sein de l'équipe ;
- critiques entre les équipes et méconnaissance du travail des autres services et des autres professionnels ;
- difficulté de communication et de compréhension entre les « anciens » et les « nouveaux », ou entre personnes de culture différente ;
- manque ou absence de communication au sein des équipes en nombre important ;
- travail mécanique par manque de temps ;
- phénomènes de groupe, de leader ;
- manque de respect du travail de chacun dans certaines équipes ;
- conflits dus aux priorités différentes de chacun ;
- tensions dues à l'arrivée de nouveau personnel en grand nombre ;
- manque de cohérence dans l'organisation des soins et/ou dans les informations données au patient ;
- déshumanisation ;
- manque de reconnaissance de la part de la hiérarchie et des médecins ;
- manque d'investissement de certains médecins lors de l'annonce d'un diagnostic grave ;
- relations avec certains professeurs ou chefs de service qualifiés de caractériels.

Dans ce chapitre, nous abordons les thèmes suivants :

- savoir prendre du recul ;
- formuler une remarque ou un reproche de façon constructive, faire passer un message sans blesser ;
- savoir formuler des idées claires, précises, adaptées à son objectif ;
- oser dire ;
- améliorer la coordination entre les différents professionnels : médecins, IDE, AS, AHS, cadres...
- intégrer les nouveaux collègues ;

- transmettre des informations efficaces entre les équipes et les services, entre les « anciens » et les « nouveaux » professionnels ;
- prévenir les conflits en évitant les non-dits et les malentendus ;
- savoir exprimer son point de vue, se positionner ;
- savoir recevoir une remarque ou un reproche ;
- valoriser son travail ;
- accroître la connaissance et la compréhension du travail des autres professionnels : médecins, soignants, rééducateurs, brancardiers, techniciens…
- repérer l'incidence de son propre comportement sur ses interlocuteurs ;
- recadrer un problème et lui enlever son caractère passionnel ;

11 Une collègue ne fait pas son travail

Les réussites sont des échecs qui ont raté…

Romain Gary

Témoignage d'un soignant

Anne est infirmière anesthésiste dans un bloc opératoire « tête-cou » : « *Je ne supporte pas les soignants qui ne font pas leur travail. Hier, j'ai appelé l'aide-soignante pour sortir le patient et pour nettoyer la salle d'opération. Elle n'est pas venue, je ne savais pas où elle était. J'ai fait le travail à sa place. Quand, plus tard, je lui ai dit : "On vient de faire ton boulot", elle n'a rien dit ! Cela m'a mise en colère. Je ne sais pas comment m'y prendre avec les personnes "molles".*

Par ailleurs, j'ai des collègues infirmiers anesthésistes qui font en sorte de ne pas être là à la relève. Encore hier, quinze minutes avant mon heure de départ, le médecin anesthésiste m'a demandé de l'assister pour endormir un enfant. Comme mon collègue n'était pas dans la salle de bloc, je l'ai fait ! Je suis partie en retard, bien au-delà de mon heure ! Je ne peux pas rentrer chez moi et laisser le médecin seul, j'ai une rigueur professionnelle. Quand j'ai exprimé mon désaccord à mon collègue, il m'a répondu qu'il n'avait pas d'ordre à recevoir de moi ! Je ne veux pas parler de tous ces problèmes au cadre pour ne pas faire d'histoire ! »

Intéressons-nous à la première partie de l'histoire, la relation d'Anne avec l'aide-soignante.

Analyse et objectif

En premier lieu, avant d'agir auprès de ses collègues, Anne doit clarifier ses propres objectifs. Que veut-elle précisément ? Posons-lui la question :

– « Que souhaitez-vous, Anne, dans cette situation ?

– Eh bien, que ma collègue fasse son travail ! Je ne devrais même pas à avoir à le lui dire, elle sait bien qu'elle perturbe le bon fonctionnement du service ! Moi, je ne me permettrais pas d'agir ainsi ! »

Oui, chacun de nous pense que si tout le monde faisait et pensait comme soi, le monde irait mieux ! Pas si sûr ! Nous considérons que ce qui est une évidence pour nous, l'est aussi pour toute autre personne. Nous nions, sans nous en rendre compte, la différence entre nous et l'autre. L'autre, quel qu'il soit, est différent de moi. L'aide-soignante n'a pas la même formation que l'infirmière anesthésiste, ni le même âge, ni la même expérience, ni la même vision du fonctionnement du bloc opératoire. Nous verrons plus loin (je vous révèle la fin de l'histoire, tant pis !) que l'aide-soignante débute dans le métier et n'a encore jamais travaillé dans une salle d'opération. Elle est impressionnée, timide. Elle va régulièrement voir ses collègues aides-soignantes pour se faire expliquer le travail. Elle n'a pas encore de repères car les pratiques d'un infirmier à un autre sont différentes.

Vouloir que ma collègue fasse ce que je considère être son travail et, de plus, sans à avoir à lui dire, est un objectif irréalisable ! Irréalisable parce qu'il ne dépend pas de moi. Sauf si j'ai d'étroites relations avec des bonnes fées qui possèdent des baguettes magiques (soyez gentil, donnez-moi leur contact !)

Reposons la question à Anne :

– « Que voulez-vous, Anne ?

– Je veux comprendre pourquoi ma collègue n'est pas présente pour faire son travail et aussi lui exprimer mon irritation et mon incompréhension. Je voudrais trouver une solution pour qu'elle fasse son travail. Ainsi je pourrais faire le mien dans de bonnes conditions. »

D'accord ! Vouloir exprimer mon irritation est un objectif qui dépend de mon action, donc de moi. Mon objectif est réalisable. Je saurai que j'ai atteint mon objectif quand je m'entendrai formuler ce que j'ai à dire.

Il est donc important de clarifier ce que je veux en vérifiant que mes objectifs sont réalisables (qu'ils dépendent de mes actions), et vérifiables. Je peux me poser les questions : « Comment saurai-je que j'ai atteint mon objectif ? Quels seront les indicateurs, les signes ? Qu'est-ce que je pourrai constater ? Voir ? Entendre ? » Si je ne peux pas répondre à ces questions, attention danger ! Mon objectif n'est pas clair.

Dans la situation d'Anne, cette dernière souhaite exprimer son irritation et son incompréhension à sa collègue. Elle saura qu'elle a atteint son objectif quand elle s'entendra exprimer son malaise.

Les objectifs « je voudrais comprendre » et « je voudrais trouver une solution » dépendent partiellement d'Anne. Elle peut agir dans ce sens mais sans être certaine du résultat. Elle peut demander des explications à l'aide-soignante, mais cette dernière n'est pas obligée d'y répondre. Par contre, si Anne juge que son objectif est important pour elle, elle a le choix de déployer tous les moyens qui sont à sa disposition pour tenter d'obtenir un résultat.

La formulation d'objectif

Il n'y a pas de vent favorable pour celui qui ne sait où il va.

Sénèque[1]

Les fondateurs de la PNL proposent une démarche pour clarifier nos objectifs. En effet, suite à des études auprès d'étudiants, ils se sont rendu compte que ceux qui avaient une représentation mentale très claire, précise, concrète de ce qu'ils voulaient faire professionnellement réussissaient beaucoup mieux leurs examens universitaires. De plus, à long terme, ils étaient plus nombreux à occuper des emplois qui les intéressaient que ceux qui n'avaient qu'une idée floue de ce qu'ils voulaient exercer comme métier.

La démarche pour formuler des objectifs précis se compose de sept étapes. Chaque étape se décline en questions qui permettent de vérifier le critère correspondant.

Les étapes

1. *Formulation positive*

Qu'est-ce que je veux ?

Qu'est-ce qui est important pour moi ?

2. *Vérifiable*

Comment saurai-je que je l'ai obtenu ?

Qu'est-ce que je pourrai constater ?

Qu'est-ce que je pourrai voir ? Entendre ? Ressentir ?

3. *Contexte spécifique*

Dans quel contexte ?

Avec qui ? Quand ? Où ?

Dans quels délais ?

4. *Atteignable*

De quoi ou de qui dépend le changement désiré ?

Dépend-il de moi ? D'autres personnes ?

À 100 % ou partiellement ?

Le changement dépend-il de circonstances sur lesquelles je peux agir ?

Qu'est-ce qui pourrait m'empêcher d'atteindre cet objectif ?

Y a-t-il des freins extérieurs à moi ?

Existe-il des freins personnels (peurs, croyances, habitudes...) ?

De quelles ressources, de quelles capacités, de quels moyens je dispose pour agir ?

5. *Bénéfices secondaires*

Qu'est-ce que je risque de perdre dans la situation nouvelle, quand j'aurai atteint mon objectif ?

▷

1 Philosophe romain (- 4 / 65 après J-C).

Qu'est-ce que je gagne dans la situation actuelle ?

Quels sont mes bénéfices secondaires dans cette situation ?

Ces questions sont difficiles car elles concernent des fonctionnements inconscients, refoulés. La première réponse qui vient à l'esprit est : « Je n'y gagne rien ! » Pourtant, si je ne change pas un comportement qui me gêne et qui dépend uniquement de moi, c'est que j'y gagne quelque chose. Par exemple, si je n'ose jamais dire « non » à toutes les demandes qui me sont faites, j'y gagne de donner de moi l'image d'une personne gentille, serviable que je ne veux pas perdre.

6. *Valable*

Cela m'apportera-t-il le vécu désiré ?

Cela correspond-il à mes propres critères ?

7. *Influence sur l'entourage*

Quelles seront les conséquences sur mon entourage ?

D'après *Derrière la magie : La Programmation neuro-linguistique* (Alain Cayrol, Josiane de Saint Paul, John Grinder, InterÉdition, 2000), *Un cerveau pour changer, La Programmation neuro-linguistique* (Richard Bandler, 2000), *Les secrets de la communication* (Richard Bandler et John Grinder, Les Éditions de l'Homme, 2005) et *Pouvoir illimité* (Anthony Robbins, éd. Robert Laffont, 2003).

Pour conclure, Anne doit clarifier pour elle-même ce qu'elle désire. Elle doit examiner les conditions de réalisation de son objectif et les critères qui lui permettront de vérifier qu'elle a bien obtenu ce qu'elle souhaitait.

Pistes d'actions pour exprimer une remarque de façon constructive

Envisager la situation dans sa globalité

Il s'agit dans un premier temps d'effectuer un zoom arrière sur la situation, c'est-à-dire avoir une vision globale des circonstances : est-ce la première fois que ce problème se présente ? Est-ce fréquent ? Quelle relation a-t-elle avec cette aide-soignante ? Cette collègue a-t-elle ce comportement avec tout le monde ou uniquement avec Anne ? Quelles hypothèses Anne fait-elle sur le comportement de sa collègue : manque de sérieux ? Incompétence ? Méconnaissance du travail ? Malentendu ? Problèmes personnels momentanés ?

Cette analyse permet d'ajuster son action afin qu'elle soit la plus efficace possible en fonction de l'objectif.

Le risque est d'interpréter le comportement de sa collègue dans un sens erroné et de réagir à la situation en amplifiant le problème. Par exemple, je suis persuadé que ma collègue connaît le travail et qu'elle n'est pas sérieuse. Je m'adresse donc à elle sèchement ou je ne lui adresse plus la parole. Il en résulte que ma collègue est encore moins présente et moins efficace.

Je dois donc repérer les faits, ce qui est sûr à 100 % (ce qui est sûr à 95 % n'est pas un fait ! C'est une forte probabilité !) et de ne pas les confondre avec mes projections ou mes interprétations.

Clarifier ce que je veux vraiment, ce qui est important pour moi, quelles sont mes priorités

Par exemple, Anne n'a pas confiance dans l'action de son cadre, elle préfère que cette dernière n'intervienne pas. Par ailleurs, elle souhaite travailler dans une bonne ambiance. Si, à plusieurs reprises, son cadre a géré des conflits et que les tensions se sont accrues suite à ses interventions, nous comprenons les réticences d'Anne. Cette étape de clarification est importante car souvent nous disons vouloir une chose et nous agissons à l'inverse de notre objectif ! Je dis vouloir travailler dans une bonne ambiance et je me surprends à parler en hurlant et en qualifiant ma collègue d'incapable ! Mon comportement montre que mon vrai désir inconscient était de me défouler et de lui dire ses quatre vérités ! L'important est d'être clair et cohérent vis-à-vis de soi-même avant de l'être avec les autres !

Prendre en compte mes émotions

Je recentre mon attention sur ce qui se passe en moi. Si je ressens fortement une émotion, je ne serai pas en mesure d'agir efficacement par rapport à mon objectif sauf si mon but est de me défouler émotionnellement immédiatement. Dans ce cas, suis-je prêt à assumer les conséquences de mes actes ? Si je suis sous l'emprise de l'émotion, je peux me poser les questions :

- Suis-je en mesure de maîtriser mon émotion ?
- Est-ce le moment d'agir pour moi ?
- Et si non, est-il possible de différer mon action ou y a-t-il urgence à agir ?
- Y a-t-il un danger immédiat pour quelqu'un ?
- Si je n'agis pas immédiatement, sera-t-il possible de le faire plus tard ?
- Est-il possible pour moi de ne pas réagir tout de suite sous le coup de l'émotion ?

Si l'émotion est forte, il est fort probable que j'agisse sans prendre le temps de réfléchir : « Sous le coup de l'émotion... », « C'était plus fort de moi ! », « Mes paroles ont dépassé ma pensée »...

Choisir si possible, le moment et le lieu, pour parler à la personne

Lui exprimer mon souhait de lui parler

« Je souhaiterais te parler. As-tu un moment à m'accorder maintenant ou quand cela te conviendra ? »

Décrire les faits et rien que les faits, éventuellement les conséquences de ces faits

Par exemple : « *Ce matin, pendant un quart d'heure, j'ai fait ton travail : j'ai transporté le patient, j'ai nettoyé le bloc. J'ai fini un quart d'heure après mon heure de départ prévu. C'est la troisième fois en une semaine* ».

Dire « j'ai fait ton travail », ce n'est pas décrire un fait car le terme « travail » n'est pas assez explicite. L'infirmière et l'aide-soignante n'ont peut-être pas la même idée de ce que doit être le travail de chacune. La description d'un fait doit être précise pour éviter la polémique. Par exemple, « J'ai transporté le patient hors de la salle d'opération » est un fait.

Si je dis « j'ai encore transporté le patient », j'émets un jugement, caché, certes, mais un jugement. Le mot « encore » sous-entend un reproche. Il est fort probable qu'une personne se sentant jugée, se contracte, se focalise sur la forme, prépare sa défense plutôt que d'écouter le fond du problème.

Si je dis « j'ai transporté le patient, j'ai nettoyé le bloc, c'est chaque fois pareil ! », j'émets aussi un jugement. L'expression « c'est chaque fois pareil » est une généralisation qui peut être démentie par des contre-exemples. Un fait doit être situé dans le temps, la durée, le lieu. Un fait peut être constaté, vu, entendu par toute personne. Il est indiscutable car vérifiable concrètement.

Je vous propose un jeu.

Voici six phrases. Pour chacune des phrases, notez s'il s'agit d'un fait (d'une observation) ou de l'expression d'un jugement ? Dans ce deuxième cas, écrivez une autre phrase en faisant une observation sans jugement.

Les phrases	Vos réponses
Ce soignant est agressif avec les patients. L'infirmière m'a donné à boire à 8h, ce matin. Mon collègue ne sait jamais s'organiser. Ma voisine de chambre ne parle pas beaucoup. Le chef de service se plaint de notre travail. Brigitte est très agréable.	

Correction : La phrase n°2 est un fait. Toutes les autres expriment des jugements !

Les corrections sont sur le site : myriade-formation.fr.

Exprimer mon ressenti, mes émotions

Par exemple : « Je suis irritée (ou énervée ou en colère…) de nettoyer la salle d'opération à ta place. Si tu ne fais pas ton travail c'est-à-dire si tu ne sors pas le patient et si tu ne nettoies pas la salle d'opération, je ne peux pas faire le mien, c'est-à-dire m'occuper du patient suivant et tout le service est bloqué. Je suis déjà très fatiguée par la charge de mon travail. »

J'exprime mon émotion en disant « je suis… » ou « je ressens… » Je ne dis pas « tu m'irrites » ou « tu me mets en colère ». Pourquoi ? Entendez-vous la différence ?

Prenons un exemple hors contexte professionnel. Si vous dites à votre enfant, en rentrant d'une longue journée de travail « tu me fatigues !», l'enfant va se sentir jugé, rejeté, impuissant car « si je te fatigue, cela sous-entend que c'est moi en tant que personne qui te fatigue, donc je ne peux rien faire pour changer cela, ni maintenant, ni plus tard ». Par contre, si vous lui dites « le bruit que tu fais me fatigue, va jouer dans ta chambre ou choisis une activité plus calme », l'enfant n'est pas remis en question en tant que personne. C'est son comportement qui ne vous convient pas pour l'instant, vu votre état de fatigue. Il peut répondre à votre besoin s'il change son attitude. S'il décide de ne pas la changer, c'est un autre sujet, vous pouvez soit donner une explication soit imposer votre décision.

D'autre part, l'expression « tu m'irrites » sous-entend que la personne a le pouvoir d'agir à son gré sur mes propres émotions. Par son attitude, son comportement, ses paroles, elle a le pouvoir de me faire ressentir de la colère ou de la joie ou de la tristesse, etc. Cette expression implique ainsi l'idée que je ne suis pas responsable de mes émotions. Je suis donc esclave de l'autre, de ses comportements ou de ses jugements. Autrement dit, je n'ai aucun pouvoir d'action sur mes propres émotions. La réalité (difficile à entendre mais optimiste) est différente. Je suis responsable de mes émotions ! Même si je ne suis pas toujours maître de mes émotions ! L'autre est un stimulus, mais la cause de l'émotion est en moi. C'est moi qui « donne » ou ne « donne » pas le pouvoir à l'autre d'agir sur mon état intérieur. La preuve en est que certains soirs, je ne suis pas dérangé par les jeux bruyants de mes enfants, je suis disponible, tranquille. D'autres jours, le moindre bruit m'insupporte ! Nos émotions dépendent de nous. Dire cela ne veut pas dire que c'est aisé de les maîtriser ou de choisir de ressentir telle ou telle émotion. En revanche, cela implique que nous pouvons apprendre à mieux les gérer. C'est ce que nous verrons dans la dernière partie du livre.

Quelques émotions que nous pouvons exprimer si nos besoins ne sont pas satisfaits			
Abattu	Dépité	Hésitant	Perturbé
Accablé	Déprimé	Honteux	Peur
Affligé	Dérouté	Horrifié	Préoccupé
Affolé	Désappointé	Horripilé	Ressentiment
Angoissé	Désemparé	Hors de soi	Réticent
Anxieux	Désespéré	Impatient	Saturé
Apeuré	Désolé	Impuissant	Sceptique
Atterré	Désorienté	Incommodé	Secoué
Attristé	Effrayé	Inquiet	Sensible
Bouleversé	Embarrassé	Insatisfait	Sidéré
Cafardeux	Embêté	Intrigué	Soucieux
Chagriné	Ému	Irrité	Soupçonneux
Choqué	En colère	Lassé	Stupéfait
Confus	Énervé	Mal à l'aise	Surpris
Consterné	Ennuyé	Malheureux	Terrifié
Contrarié	Exaspéré	Maussade	Terrorisé
Débordé	Excédé	Mécontent	Tiraillé
Déconcerté	Fâché	Morose	Tourmenté
Décontenancé	Frustré	Nerveux	Triste
Découragé	Furieux	Paniqué	Troublé
Déçu	Gêné	Peiné	Ulcéré
Démoralisé		Perplexe	Vexé

Exprimer un besoin

Par exemple : « J'ai besoin de comprendre » ou « J'ai besoin de clarification » ou « Je souhaite travailler dans un esprit de confiance et de collaboration ».

J'exprime un besoin non dépendant de l'autre. C'est-à-dire que je n'implique pas l'autre personne (pas encore, mais bientôt !) Je ne dis pas : « J'ai besoin que TU me comprennes » ou « J'ai besoin que TU me clarifies... » mais « J'ai besoin de comprendre ». Je ne crée pas de dépendance entre l'autre et moi. Je ne culpabilise pas l'autre en exigeant de lui qu'il réponde à mon besoin. Je ne me positionne pas en victime. Je ne fais pas dépendre mon bien-être du bon vouloir de l'autre. J'exprime simplement ce dont j'ai besoin, en tant qu'adulte conscient de mes besoins et respectueux de l'autre. Je n'exige pas que l'autre devine mes besoins et y réponde. L'enfant croit que ses parents connaissent tous ses besoins. Il croit que le fait qu'ils n'y répondent pas, signifie qu'ils ne l'aiment pas. Adultes, nous continuons inconsciemment à croire que les autres personnes devraient connaître nos besoins et y répondre. Nous entretenons une relation infantile de dépendance.

Nous croyons parfois exprimer un besoin. En fait, nous énonçons un des moyens pour le contenter.

Par exemple, je dis à une collègue : « J'ai besoin de travailler dans la convivialité, j'ai besoin que tu viennes me dire bonjour le matin quand tu arrives. » La première partie de la phrase est l'expression d'un besoin. La deuxième partie indique un moyen de sentir la convivialité, mais ce n'est pas la formulation d'un besoin. La convivialité peut s'exprimer par de multiples moyens.

Si j'ai un besoin et que j'attends qu'un seul moyen y réponde, je suis dans la dépendance. Si j'envisage plusieurs moyens possibles pour répondre à mon besoin, j'ai acquis de la fluidité, je ne suis plus dans la dépendance.

Quelques besoins		
Autonomie	Épanouissement	Repos
Authenticité	Expression	Reconnaissance
Acceptation	Énergie	Réconfort
Affection	Estime	Respect
Amour	Empathie	Réalisation
Attention	Harmonie	Ressourcement
Chaleur humaine	Honnêteté	Sécurité
Clarification	Intimité	Sérénité
Clarté, compréhension	Indépendance	Stimulation
Communication	Liberté	Soutien
Confiance	Ordre	Sens
Créativité	Paix	Signification
Défoulement	Partage	Soins
Évolution	Protection	Tendresse
	Proximité	

Formuler une demande

Après avoir exprimé un besoin, je peux formuler une demande.

Par exemple : « Pourrais-tu me dire pourquoi tu n'étais pas dans la salle d'opération ce matin pour emmener le patient ? » ou « J'aimerais que tu me donnes ta vision de la situation. Serais-tu d'accord ? » ou « Es-tu d'accord de t'engager à être là pour nettoyer le bloc et faire en sorte que je puisse réaliser mon travail ? »

Êtes-vous choqué que cette phrase soit exprimée sous la forme d'une demande et non d'une exigence ? Vous vous dites : « mais c'est son boulot, je n'ai pas à lui demander son avis ! C'est elle qui n'a pas été correcte ! Et puis quoi encore ? » Rappelez-vous ce que nous avons dit dans le premier chapitre du livre (voilà ce que c'est que de sauter des chapitres ! C'est bon pour cette fois, je répète…) C'est la manière de dire les choses qui a le plus d'impact, d'influence, plus que ce que l'on dit. Le fait même d'exiger, d'imposer, fera que la personne se crispera ; si vous mesurez un mètre quatre-vingt-dix et pesez cent dix kilos, elle obtempérera et à la prochaine occasion, elle fera ce qu'elle voudra ; si vous êtes un plus petit gabarit, la personne s'opposera par principe. L'ego est toujours près à sortir de la boîte (crânienne) : « À mooa, on ne parle pas sur ce ton ! À mooa, on demande et on s'incline ! »

Marshall Rosenberg, le fondateur de la communication non-violente, conseille de formuler une demande en exprimant ce que je souhaite et non en énonçant ce que je ne souhaite pas. Par exemple, ne dites pas : « Serais-tu d'accord pour ne pas aller voir tes collègues pour leur poser des questions ? » mais « Serais-tu d'accord pour venir me poser tes questions directement ? » Proposez une action qui remplace l'acte qui vous gêne.

Autre exemple. Évitez de dire : « Serais-tu d'accord pour faire moins de bruit ? », dites plutôt : « Pourrais-tu jouer à un jeu calme le temps que je me repose ? » ou « Pourrais-tu jouer dans ta chambre ? »

Par ailleurs, formuler une demande sans exiger est une marque de respect vis-à-vis de l'autre. Ainsi, je montre à l'autre que je le prends en considération, qu'il est libre de ses décisions. Je lui fais confiance. Formuler une demande permet d'être dans l'ouverture : je suis prêt à entendre comme réponse un oui ou un non ! C'est là que le bât blesse ! Je veux bien formuler une demande mais l'autre doit dire « oui » ! Il s'agit alors d'une exigence masquée ! Quand j'exprime une demande, je peux me questionner : « Quelle est mon intention ? Ai-je l'intention d'entendre l'autre ou ai-je l'intention d'imposer mon point de vue ? » Mon intention, consciente ou inconsciente, déterminera en partie ce qui va survenir dans la communication.

Mon comportement a une incidence dans la relation. Je pose une question, j'exprime une demande et je laisse l'autre personne libre de sa réponse. Par cette ouverture, j'incite indirectement et subtilement mon interlocuteur à être dans le même état d'esprit. Je vous invite à en faire l'expérience ! Non, pas une seule fois ! Dix fois, vingt fois, trente fois et comparez les résultats.

Cher lecteur, je devine vos questions. J'ai des dons de voyance. Pour les consultations privées, contactez mon éditeur. Vous vous demandez : « Que se passe-t-il si la personne répond "non, je ne veux pas nettoyer le bloc opératoire" » ? Si la personne ne veut pas répondre à votre demande, si par exemple, elle ne veut pas s'engager à nettoyer le bloc opératoire, plusieurs solutions s'offrent à vous. Vous pouvez lui dire par exemple :

« OK, c'est ton choix, tu ne veux pas nettoyer la salle d'opération. Par contre, es-tu d'accord pour me dire pourquoi tu ne veux pas nettoyer le bloc opératoire ? » Autrement dit, je lui demande les raisons de sa réponse, sans la juger. Nous l'avons vu précédemment, en posant cette question, nous découvrons que l'aide-soignante est impressionnée, elle n'est pas à l'aise, elle ne sait pas comment faire, elle a peur de s'y prendre mal.

Ou : « Tu dis que tu ne veux pas nettoyer le bloc opératoire. Je suis donc dans l'impossibilité de faire mon travail. Quelles solutions proposes-tu ? »

Autre possibilité si la collègue ne veut pas faire son travail par manque de sérieux et de conscience professionnelle : « D'accord, c'est ton choix de ne pas nettoyer le bloc, c'est de ta responsabilité. Je n'ai pas le pouvoir (hiérarchique) de t'obliger à respecter les règles du jeu du service. C'est aussi mon choix de faire mon travail correctement. Je ne suis plus en mesure de le faire, je vais donc en parler en équipe ou avec le cadre pour trouver une solution. » Cette réponse peut être faite uniquement après avoir tenté le dialogue, après avoir recherché en vain, des points d'accord et des solutions. Malheureusement, si nous ne trouvons pas de solution et que nous ne disons rien, nous cautionnons la faute professionnelle du collègue par notre silence. Les équipes soignantes reprochent fréquemment aux cadres de ne pas intervenir plus fermement quand un collègue ne fait pas son travail correctement. Mais reconnaissons aussi qu'il est classique que chaque membre d'une équipe préfère se taire pour ne pas se mettre à dos un collègue « je-m'en-foutiste ».

Valoriser les propositions de mon interlocuteur. Fiabiliser les solutions en établissant un plan d'action

J'ai expliqué à ma collègue ce qui me dérange dans la situation en décrivant les faits. J'ai formulé mon besoin ou mon souhait. Je peux lui demander de proposer ses idées pour régler le problème. Je valorise ses propositions en les reformulant ou en la remerciant ou en lui montrant leurs conséquences positives. Si ses idées ne me conviennent pas, je lui exprime que j'apprécie le fait qu'elle propose des solutions, puis je négocie. J'échange sur les propositions elles-mêmes en me référant au système de valeurs de ma collègue ou à ses besoins, c'est-à-dire, en m'appuyant sur ce qui est important pour elle.

Par exemple : « Tu travailles depuis peu de temps dans une salle d'opération, tu as besoin de repères. Tu recherches des informations précises pour te sentir sécurisée. Tu veux aller voir tes collègues aides-soignantes pour leur demander des conseils. C'est professionnel de ta part de t'informer pour bien faire ton travail. Ton intention est bonne mais elle prend trop de temps. Je te propose de venir directement me poser des questions ; je préfère prendre un peu de temps pendant quelques jours pour t'expliquer l'organisation du travail. Es-tu d'accord ? »

J'établis ainsi un plan d'action précis qui implique les deux parties.

Erreurs à éviter

- Supposer que ma collègue perçoit la situation comme moi, autrement dit croire que ce qui est évident pour moi, l'est pour autrui.
- Vouloir agir sur ce qui ne dépend pas de moi.
- Croire qu'exprimer mes émotions est une forme de faiblesse.
- Parler sous le coup de la colère.
- Formuler des comparaisons (par exemple : « Ta collègue fait très bien son travail, elle ! »
- Formuler une demande sous la forme d'une exigence.
- Laisser s'accumuler les contentieux, puis déverser sa rancœur de plusieurs mois.
- Juger la personne : « Tu n'es pas sérieuse, tu n'es pas fiable ».
- Utiliser l'ironie. L'ironie c'est rire contre la personne, c'est une déclaration de guerre. L'humour, c'est rire avec la personne, en complicité.
- Exprimer une critique devant une tierce personne.

Points de vigilance essentiels pour formuler une critique constructive

- S'adresser à la personne concernée.
- Traiter la situation en privé.
- Décrire les faits précis, concrets, ne pas dire des généralités : « toujours », « jamais », « tout le monde dit que… »
- Exprimer son « ressenti », ses émotions.
- Dire son besoin (non dépendant de l'autre).
- Formuler une demande et non une exigence.
- Valoriser les propositions de son interlocuteur.
- Fiabiliser les solutions en établissant un plan d'action.
- Se référer au système de valeurs de son interlocuteur.
- Dire « je » : « je ressens, je constate, je demande » et non « on m'a dit que… », « tout le monde pense que tu… »

Références

Comte Sponville A. *De l'autre côté du désespoir* (introduction à la pensée de Swami Prajnanpad). L'Originel, Accarias ; 1997.

D'Ansembourg T. *Cessez d'être gentil, soyez vrai.* Les Éditions de l'Homme, division du Groupe Sogides inc. filiale du Groupe Livre Quebecor Media inc. Québec, Montréal ; 2001.

12 Un conflit inter-professionnel : difficulté de faire passer un message à tout un groupe et à une autre catégorie de professionnels

Il existe un curieux paradoxe : quand je m'accepte tel que je suis, alors, je peux changer.

Carl Rogers

Témoignage d'un soignant

Paul a 46 ans. Il a une formation d'aide-soignant. Il travaille comme brancardier depuis 20 ans dans un grand hôpital : « *J'aime mon travail mais parfois je sature. J'ai du mal à me faire entendre et à ne pas m'énerver. Je suis impulsif. Nous, les brancardiers, nous sommes mal perçus par les infirmières dans les services, parce que nous les dérangeons dans leur travail. Moi, je n'aime pas déranger les gens. Par exemple, avant-hier, j'amène un patient dans un service ; c'est le moment de la relève (transmission d'information entre deux équipes). Je n'ai pas le choix du moment. Les infirmières sont toutes assises autour d'une table dans la salle de soin. Je frappe à la porte, dis bonjour à la cantonade, j'attends un moment : rien ne se passe. Je redis plus fort : « Bonjour, j'amène un patient, M. X ». Toujours aucune réaction. Je répète en augmentant le volume. Personne ne réagit. Je me sens transparent, ignoré. C'est insupportable ! Je pars en criant : « Je repars, débrouillez-vous ! » Une infirmière me court après, me réclame le dossier du patient. La tension monte, elle me reproche d'être désagréable, je suis excédé. C'est le conflit. Je suis d'autant plus énervé sachant que je vais arriver en retard dans le prochain service. Je vais encore avoir des remarques désagréables ! Et c'est cela toute la journée !* »

Analyse

Le brancardier exprime clairement son malaise. Il est excédé. Il a de plus en plus de mal à gérer ses émotions. Par ailleurs, il travaille dans un univers essentiellement féminin. Face à un groupe de femmes qui l'ignore, il est possible qu'inconsciemment, Paul se sente frustré et « impuissant » en tant qu'homme.

Paul est plein de bonne volonté mais son action est inefficace. Il répète la même démarche sans remettre en cause la méthode. La colère de Paul est d'autant plus forte qu'il se crée lui même une double contrainte, c'est-à-dire qu'il veut quelque chose et son contraire : ne pas déranger les infirmières et se faire entendre par elles, donc interrompre leurs échanges. Une double contrainte c'est, par exemple, un patron qui dit à ses employés : « Soyez spontanés ! » Hors, si l'employé obéit à un ordre, il n'est plus spontané et c'est pourtant ce qu'on exige de lui. Autre exemple : un cadre est soumis à une double contrainte quand le cadre supérieur lui demande d'avoir davantage d'autorité sur son équipe alors qu'en même temps, il contredit toutes les décisions prises par ce cadre. Exiger quelque chose d'impossible entraîne une très forte tension avec par conséquence le risque de déclencher une maladie cardio-vasculaire.

Pour revenir à Paul, il peut échapper à cette tension en reformulant clairement les objectifs de sa mission.

D'autre part, jusqu'à présent, Paul se voyait comme quelqu'un qui dérangeait d'autres professionnels. Il peut réinterpréter la situation par un « recadrage » : il a pour mission de permettre aux infirmières d'agir efficacement grâce à son intervention claire et précise ; il contribue à la prise en charge rapide du patient.

Recadrer un problème

Un problème bien posé est déjà résolu.

Henri Bergson

Recadrer un problème c'est modifier notre perception de la situation.

Une difficulté se présente à nous. Nous recherchons des solutions à partir de la représentation que nous nous en faisons et des limites que nous posons.

Par exemple, dans l'établissement où je travaille, le parking du personnel a été réduit de moitié pour construire de nouveaux bâtiments. Je cherche des solutions pour garer ma voiture. Je pose le problème de façon restrictive. Ai-je un problème pour garer ma voiture ou ai-je un problème de transport ? Dois-je aller au travail en voiture ou en transport en commun ou en vélo ou en scooter ou en covoiturage ou dois-je changer d'établissement ou dois-je passer le concours pour être admis à l'ENSP (l'Ecole nationale de la santé publique à Rennes) pour obtenir un poste de directeur et bénéficier d'une place réservée… ?

Nous nous piégeons par une vision restrictive de la situation. Je peux recadrer le problème en modifiant sa définition, en élargissant ou réduisant les limites de la question, en changeant l'angle de vue, en modifiant le contexte ou le sens de la situation.

Recadrer un problème nous aide lorsque nous ne pouvons pas agir sur la situation.

Exemples de « recadrage » de contexte

Une amie se plaint de sa fille de 17 ans qui a un très fort caractère. Je lui demande si elle préfère une fille effacée et facilement influençable ou une fille avec un fort caractère qui saura prendre sa place dans un monde du travail de plus en plus difficile ?

Il s'agit de réinterpréter le comportement gênant à partir d'un autre contexte. Je lui donne un sens positif. Le trait de caractère de la fille devient une qualité. C'est tout simplement la mise en pratique de l'expression « voir un verre à moitié vide ou à moitié plein ».

Autre exemple :

– Mon collègue est pointilleux !

– Peut-être pourrait-il nous aider à trouver une organisation du tri des déchets plus efficace !

Exemples de « recadrage » de sens

– Il pleut ! Je suis déçue ! Le pique-nique avec les amis tombe à l'eau !

– Un pique-nique à la maison, c'est sympa ! Nous allons pouvoir leur montrer les photographies des vacances !

C'est changer le sens que nous attribuons à un événement.

Autre exemple :

– Que c'est frustrant, j'ai une entorse à la cheville. Je dois annuler mon voyage !

– Quelle belle opportunité de terminer l'écriture de ton livre !

Quels sont les objectifs de Paul ?

- Il doit se faire entendre.
- Il doit transmettre rapidement et efficacement une information. Son action doit aboutir à la prise en charge du patient par l'équipe du service.
- Il souhaite également se sentir détendu, à l'aise.

Pistes d'actions

Au cours d'une formation, nous avons simulé cette situation. Paul nous a montré ce qu'il faisait habituellement et les autres membres du groupe de la formation ont imité une équipe d'infirmières lors de la relève. Puis d'autres participantes, des infirmières et des aides-soignantes ont joué, chacune à leur tour, le rôle du brancardier. Toutes ont ressenti avec surprise ce que Paul décrivait : sentiment d'impuissance, d'être nié, transparent, exclu, avec l'envie de crier sa colère.

Après de multiples échanges, nous avons fini par proposer à Paul une stratégie qui semblait être efficace en répondant à ses objectifs. Un mois plus tard, lors de la seconde session de formation, Paul est radieux : *« C'est super, je n'ai plus de raison de me mettre en colère, j'ai testé et ça marche ! Voilà comment je procède en m'inspirant de ce que vous m'aviez suggéré. Je frappe à la porte et je dis bonjour tranquillement, puis j'observe les personnes présentes. Je repère un espace dans le "cercle" et/ou une personne qui me paraît plus ouverte ou facile d'accès (c'est subjectif) ou plus attentive à ma présence ou sympathique et mignonne (Paul aime bien provoquer par jeu la gente féminine), je me dirige vers elle, je me positionne physiquement dans le cercle et au même niveau qu'elle. Je me penche ou m'accroupis si nécessaire, afin d'être vu. Quand elle pose son regard sur moi – ce qu'elle ne manque pas de faire car je suis tout près et dans son champ de vision –, je m'adresse à elle tranquillement : "Bonjour, j'amène un patient, M. X, pouvez-vous me dire qui est l'infirmière qui s'occupe de lui ?" Et dans 95 % des cas, la personne me répond et le patient est pris rapidement en charge. Je gagne beaucoup de temps et d'énergie et c'est plus agréable ! »*

Erreurs à éviter

- Faire des suppositions, des interprétations du comportement d'autrui sans les vérifier : « elles ne m'écoutent pas, je suis inintéressant ».
- Vouloir capter l'attention de tout un groupe sans en avoir les moyens.
- Parler très vite pour gagner du temps.

En résumé : Les points de vigilance essentiels

1. Se fixer un objectif : transmettre rapidement une information.
2. Observer avant d'agir.
3. S'adresser à une seule personne.
4. Capter l'attention de la personne visuellement (par son attitude, position dans l'espace, gestes). Attention ! Je rentre dans la « bulle » physique de la personne ; pour qu'elle ne se sente pas agressée et pour créer un lien de confiance, le faire en ayant le visage détendu ou en étant souriant ou avec des gestes d'ouverture (pas de doigt pointé vers la personne). Éventuellement j'effleure de ma main l'avant-bras de la personne (plus facile à faire dans le sud de la France).

5. Parler calmement, posément mais avec détermination, fermeté : « Bonjour ».
6. Exprimer son intention : « Je peux vous poser une question ? » ou « Je peux vous dire quelque chose ? » afin que la personne soit réceptive en donnant son accord.
7. Exprimer sa demande ou donner l'information.
8. Conclure : par exemple, remercier.

Références

Muller J.L., Durckel M.F. *Encadrement hospitalier : un nouvel exercice du* pouvoir, coll. Encadrer à l'hôpital : Masson, 1996.
Bayada B. Boubault G. *Conflit, mettre hors-jeu la violence*. Chronique Sociale, 2004.

13 Un cadre autoritaire au ton de voix sec

Un moment de colère contenue, c'est cent jours d'ennuis et de regrets évités.

Proverbe chinois

Témoignage d'un soignant

« Je suis Marie, infirmière dans un service de médecine.

Hier, j'étais en pause avec des collègues aides-soignantes. La matinée avait été difficile, très chargée, avec beaucoup d'entrées de patients. Je prenais enfin cinq minutes pour souffler en fin de matinée.

Le cadre du service, Mme Sec, est entrée dans la salle de repos. Elle m'a demandé d'aller aider l'autre équipe qui était débordée de travail. Le service est composé de deux ailes.

Elle l'a dit sur un ton sec en fronçant les sourcils, comme si j'étais en faute. Puis elle a rajouté : « Et soyez à l'heure demain ! » En effet, le matin, j'étais arrivée avec vingt minutes de retard, je n'avais pas entendu le réveil, j'avais accumulé trop de fatigue. J'avais croisé le cadre dans le couloir. Elle n'arrive jamais si tôt habituellement, je n'ai vraiment pas eu de chance ! Elle m'a dit en me montrant sa montre : « Vous savez l'heure qu'il est ? » J'avais manqué une partie de la relève mais cela m'arrive rarement contrairement à certaines collègues !

Sur le coup, je suis allée aider l'autre équipe en rouméguant intérieurement (expression du sud de la France : ronchonner) et je ne lui ai rien dit.

Aujourd'hui, je suis en colère, je trouve l'attitude de ce cadre très injuste ! Cela fait plusieurs fois qu'elle me fait des remarques devant d'autres collègues. Quand elle a besoin d'une infirmière pour un week-end ou pour dépanner, elle sait me trouver ! Elle me sermonne pour une pause de cinq minutes alors que j'ai couru toute la matinée ! Une collègue m'a reproché de n'avoir rien dit. D'après elle, j'aurais dû riposter, lui dire qu'elle n'avait pas à me parler sur ce ton et que j'avais le droit à une pause et refuser d'y aller. Elle a raison, je n'accepterai plus de remplacer une collègue absente. Mais… heu… je n'aime pas les conflits. »

Être un soignant heureux : le défi

Analyse

Quand je demande aux soignants « qu'attendez-vous de votre supérieur hiérarchique ? », la réponse la plus fréquente est « l'équité ». Dans le *Petit Robert*, la définition de l'équité est : « Notion de la justice naturelle dans l'appréciation de ce qui est dû à chacun ; vertu qui consiste à régler sa conduite sur le sentiment naturel du juste et de l'injuste ». Sentiment naturel ! Il est intéressant de constater que la notion d'équité implique la subjectivité. À la différence de la justice qui fait référence à la règle, à la loi, au droit en vigueur, l'équité fait appel au jugement personnel et donc subjectif ! Un cadre qui s'évertue (c'est le cas de le dire) à être équitable avec le personnel, peut être jugé par ce dernier comme injuste, partial. Cette recherche de l'équité sans règle clairement définie engendre incompréhension, malentendu et frustration, autant pour l'équipe que pour le cadre.

Marie nous dit que son cadre est injuste. Le sentiment d'injustice déclenche fréquemment des émotions fortes. Une situation qui peut paraître sans importance pour une personne, peut provoquer une forte colère chez moi. Je me sens trahi, déconsidéré, voire bafoué. Les situations actuelles perçues comme injustes rappellent des circonstances de mon passé, sans que j'en aie conscience. Elles ravivent, en fait, des blessures, souvent de l'enfance, qui ont été refoulées. C'est la raison pour laquelle, je réalise que ma réaction émotionnelle et le comportement que j'ai adoptés sont disproportionnés par rapport à la situation actuelle.

Dans la situation de cette infirmière, qu'est-ce qui l'empêche de parler au cadre tranquillement ? Nous pouvons toujours dire : « Tu aurais dû » ou « Il aurait fallu que tu répondes », etc. La réalité est que l'infirmière n'a pas pu car elle ne voyait plus les circonstances réelles. La situation du passé venait se superposer à la situation présente et brouiller sa vision objective. Elle n'était plus une infirmière adulte face à un cadre adulte. Probablement, elle s'identifiait à une petite fille et elle projettait une personne d'autorité de son passé (sa mère ou son père…) à la place de son supérieur hiérarchique.

Les relations et les états du Moi selon l'Analyse transactionnelle

Selon l'approche de l'Analyse transactionnelle, chacun de nous est conditionné dès l'enfance par nos relations avec nos parents, fratrie, éducateurs au sens large, nos expériences heureuses et malheureuses. Il en résulte des « scénarios » qui dictent nos actions, entraîneraient nos échecs et nos réussites.

Éric Berne, fondateur de l'Analyse transactionnelle, propose une grille de lecture de nos fonctionnements psychiques, appelée « les états du Moi ». Ce modèle pratique d'analyse permet de comprendre comment une personne perçoit la réalité, agit et entre en relation avec les autres.

Un état du Moi est un ensemble cohérent de pensées, de comportements, d'émotions, de sensations, de systèmes de défense (identification, projection), de croyances.

L'Analyse transactionnelle identifie trois états du Moi qui correspondent à trois schémas de la personnalité : Parent, Adulte, Enfant.

L'état du Moi Parent est de l'ordre de l'appris : loi, jugement, préceptes, règles, protection, soutien. Lorsque l'état du Moi Parent est aux commandes, la personne emprunte ses pensées et ses comportements à des sources externes à elle : parents ou personnes qui ont joué un rôle important pour elle.

L'état du moi Parent se décompose en deux sous-états.

- Le Parent normatif : lorsqu'une personne perçoit la réalité et communique sous le modèle du Parent normatif, elle est centrée sur les normes, les règles, ce qui se fait, ce qui ne se fait pas, ce qui est bien et ce qui ne l'est pas. Elle agit et s'exprime à partir d'idées toutes faites, elle émet des opinions, des critiques.
- Le Parent nourricier : la personne exprime des encouragements, des conseils, des recommandations. Elle dit ce qu'il faut faire ou ne pas faire. Ses actions sont guidées par le désir d'aider, de soutenir, d'assister autrui.

L'état du Moi Adulte est du domaine du réfléchi, de la prise en compte de la réalité intérieure (mes émotions, mes besoins, mes limites, mes compétences...) et extérieure (mon environnement, les autres avec leurs émotions, besoins, limites, compétences...) L'état du Moi Adulte agit, prend des décisions après l'analyse la plus objective des informations provenant de la réalité, de l'environnement et des deux autres états du Moi.

L'état du Moi Enfant est du domaine du ressenti : il est régi par ses émotions, ses sentiments, ses besoins. Il peut être créatif, imaginatif (Enfant spontané). Mais aussi, il peut agir, selon les circonstances, soit sous l'impulsion de la rébellion, en s'opposant aux normes, en contestant, en critiquant (Enfant rebelle), soit sous l'élan de la soumission en s'adaptant, consentant pour plaire et être aimé des autres (Enfant soumis).

Dans une situation donnée ou lors d'une interaction avec une personne, un des états du Moi va « prendre le dessus », imposer son interprétation et agir en conséquence. Les trois états du Moi n'agissent pas de concert, mais ils peuvent, en revanche, intervenir successivement lors d'une même situation.

Il va de soi que ces états du Moi n'existent pas en tant que tels. Ils sont nommés ainsi pour faciliter le repérage de nos fonctionnements inconscients. En les reconnaissant et en les analysant, nous pouvons prendre conscience de nos conditionnements limitants, de notre manque de liberté d'action et de pensée dans une situation donnée. Selon Éric Berne, il est possible de se libérer de ces mécanismes en les remettant en question. Par exemple, lorsque je repère que c'est l'état du Moi Enfant soumis qui s'exprime à travers moi à chaque fois qu'une collègue me fait une remarque, je peux me demander si c'est l'attitude

▷

la plus adaptée pour jouer mon rôle dans cette situation. En découvrant cet état du Moi dominant chez moi dans ce type de situation, je peux analyser la cause profonde et adopter une autre attitude plus adaptée à mes objectifs actuels. Je gagne ainsi en liberté d'action et de pensée.

Par exemple, une infirmière se rend compte qu'un patient atteint d'une maladie chronique n'a pas pris correctement son traitement, malgré ses indications quelques jours auparavant. Le malade dit ne pas avoir bien compris les explications.

Voici quelques réponses possibles de l'infirmière selon l'état du Moi dominant :

- Parent normatif : « Il faut bien écouter ce que l'on vous dit et faire attention ».
- Parent nourricier : « Je vais vous le donner moi-même » ou « C'est pour votre bien ! »
- Adulte : « Vous n'avez pas pris votre traitement. Je vais vous ré-expliquer puis vous me poserez des questions ».
- Enfant rebelle : « À cause de vous, le médecin va encore être en colère contre moi ».
- Enfant soumis : « Excusez-moi, je suis désolée, j'ai dû mal m'exprimer ».
- Enfant spontané : « Je n'aime pas répéter dix fois la même chose ! » ou « Oui, je comprends, les notices des génériques sont de plus en plus souvent écrites en langue chinoise ! »

Petit test : vérifiez que vous savez repérer les différents états du Moi. Pour chacune des réponses du soignant, notez l'état du Moi correspondant. Ne trichez pas, ne lisez pas les corrections !

Un malade est en colère. Il se plaint que le médecin n'est pas passé le voir dans sa chambre lors de « la visite ».

Réponses du soignant :

1. « Si tout le monde rouspète comme vous, on ne s'en sort pas ! Y'a pas que vous dans le service ! »
2. « Ne vous inquiétez pas ! Calmez-vous ! Les émotions fortes ne sont pas bonnes pour ce que vous avez. Je m'occupe de vous. Ensuite, je contacte le médecin. »
3. « Vous êtes inquiet. Le médecin passe demain matin. Je lui demanderai de venir vous voir en premier ».
4. « Je suis désolée. Heu… Je m'excuse mais le médecin est parti. Je n'y suis pour rien. »
5. « Ah ! Les jeunes médecins ! Ils ne sont pas sérieux comme autrefois ! »
6. « C'est le signe que soit vous allez bien, soit vous allez très mal et dans les deux cas, il n'y a rien à faire ! » (Oui, je sais, c'est exagéré ! Les soignants ne disent jamais cela. Mais ils le pensent parfois).

D'après *L'Analyse transactionnelle* (Dominique Chalvin, Jean-Louis Muller, éd. ESF, 1992), *Les Nouveaux Outils de l'Analyse transactionnelle, Pour réussir avec les autres* (Dominique Chalvin, éd. ESF, 2009), *Des jeux et des hommes* (Éric Berne, éd. Stock, 1984) et *Que dites-vous après avoir dit bonjour ?* (Éric Berne, coll. Le corps à vivre, éd. Sand, 2009).

Corrections du test

1. Enfant rebelle.
2. Parent nourricier.
3. Adulte.
4. Enfant soumis.
5. Parent normatif.
6. Enfant spontané.

Marie, notre infirmière, n'agit pas de façon appropriée, en tenant compte de ses propres objectifs actuels et de l'intérêt du service mais en réaction à ses peurs, elle reste prisonnière de ses émotions liées au passé.

Objectifs

Si votre supérieur hiérarchique vous fait un reproche, l'objectif, dans un premier temps, est de prendre du recul par rapport à la situation afin de porter un regard d'ensemble sur les différents paramètres du contexte. Selon les personnes, cela exige quelques secondes, quelques heures après une réflexion soutenue, plusieurs années, après un travail de connaissance de soi ! Vous pouvez ainsi vraiment écouter votre supérieur hiérarchique afin de lui demander des explications. Par cette démarche, vous répondez ainsi à votre propre besoin de clarification et de compréhension. Enfin, en tenant compte des informations données par votre cadre, vous pouvez exprimer votre point de vue.

Pistes d'actions

Écoutez ce que la personne vous dit et non ce que vous pensez qu'elle veut dire.

Écoutez complètement, sans l'interrompre, en regardant votre interlocuteur.

Quand quelqu'un nous formule une critique, notre premier réflexe est de nous défendre. Nous n'écoutons pas la personne, nous préparons notre riposte mentalement avant de dégainer ! Ce que je vais vous dire maintenant ne vous fera pas plaisir : si une personne vous fait un reproche et que vous vous sentez attaqué, ce n'est pas ce que la personne dit qui vous dérange ou agresse, c'est votre propre jugement qui provoque votre émotion. En effet, plus vous manquez de confiance en vous, plus vous êtes sensibles aux jugements des autres, négatifs ou positifs d'ailleurs. Si vous êtes très sensible aux compliments, vous serez aussi très sensible aux reproches. Autrement dit, vous faites dépendre votre bien-être du regard des autres. Développer la confiance en soi et l'estime de soi, est indispensable pour instaurer des relations sereines avec les autres, c'est-à-dire des relations d'adultes.

Confiance en soi et estime de soi

La confiance en soi

Synonymes de confiance : foi, crédit, fiabilité, loyauté, honnêteté, sincérité, conscience, assurance, sûreté, croyance.

Si j'ai confiance en moi, je connais mes points forts, mes ressources, mes qualités, mes compétences. Je reconnais aussi mes fragilités, certaines incompétences ou limites. Je les reconnais et je suis en accord avec ce que je suis, aujourd'hui. J'accepte de ne pas être parfaite ou parfait. J'ai aussi suffisamment confiance en moi pour savoir que j'ai les ressources pour agir tranquillement sur mes points faibles.

Pour tester votre confiance en vous, je vous propose de reprendre les synonymes du mot confiance et de vous poser les questions simples suivantes :

- Est-ce que je m'accorde du crédit ?
- Est-ce que je me considère comme une personne fiable, sur qui je peux compter ?
- Ai-je foi en moi ? Est-ce que je crois en moi ? En mes capacités ? En mes ressources ? Mes qualités ?
- Suis-je honnête vis-à-vis de moi-même ? Sincère avec moi-même et avec les autres ?
- Dans les situations nouvelles ou délicates, ai-je de l'assurance, de la confiance en ma capacité de faire face ?

Pour répondre à ces questions, appuyez-vous sur deux ou trois situations réelles que vous avez vécues ces dernières semaines.

L'estime de soi

Synonymes : bienveillance, affection, complicité, compréhension, sympathie, fraternité.

Verbes : juger, évaluer, aimer.

« L'estime de soi est le résultat du regard qu'une personne porte sur elle-même : sur son apparence physique, sur ses compétences, sur ses réussites professionnelles et personnelles, sur la richesse de sa vie affective. La réussite de l'un de ces domaines ne garantit pas l'estime de soi. Elle est le résultat d'un équilibre de ces différents aspects.

L'estime de soi est une valeur fragile et changeante qui augmente lorsque nous vivons en respectant nos propres valeurs et qui diminue chaque fois que notre comportement n'est pas cohérent avec elles. »[1]

Je vous propose de faire le même test que pour la confiance en soi avec ces questions :

- Comment je me juge moi-même ?
- Comment je m'évalue ? Est-ce que je m'apprécie comme personne, ai-je de l'amour pour moi-même ?
- Suis-je bienveillant(e) vis-à-vis de moi-même ?
- Ai-je de l'affection pour moi ?
- Ai-je de la compréhension ? De la sympathie pour moi-même ?

Quelles sont vos réponses ? Avez-vous crié du fond du cœur : « Oui, bien sûr ! » ? Bravo ! Pour les autres, bravo pour votre prise de conscience ! Mettez-vous tout de suite au travail : listez par écrit toutes vos qualités !

Si j'ai confiance en mes capacités et de l'estime pour moi, je ne me juge pas, je ne me compare pas. De ce fait, le jugement des autres a peu d'impact, car il ne vient pas réveiller un refus de moi-même, de ce que je suis. À une critique émise et justifiée, je réponds tranquillement : « Oui, vous avez raison, je suis étourdie et j'ai oublié de transmettre cette information. Je ferai attention la prochaine fois ». Je n'en veux pas à la personne de voir mes points faibles. Si le jugement de l'autre est erroné, je ne me sens pas concerné(e) par son avis, je le laisse libre de penser ce qu'il veut.

« *Souviens-toi que ce qui te cause du tort, ce n'est pas qu'on t'insulte ou qu'on te frappe, mais l'opinion que tu as qu'on te fait du tort. Donc, si quelqu'un t'a mis en colère, sache que c'est ton propre jugement le responsable de ta colère. Essaie de ne pas céder à la violence de l'imagination car une fois que tu auras examiné la chose, tu seras plus facilement maître de toi.* » Épictète[2]

Donc en développant votre confiance en vous, vous développez la capacité de décentrer votre attention sur vous-même et de vous centrer sur la personne et la signification de son propos; vous l'écoutez vraiment.

Cherchez à mieux comprendre

Demandez des explications concrètes en vous appuyant sur des faits : « quand ? », « avec qui précisément ? », « dans quel contexte ? » « Dans quel but ? »...

1 Poletti R. et Dobbs B., *Extrait du Petit Cahier d'exercices d'estime de soi*. Editions Jouvence, 2008, www.editions-jouvence.com.

2 Philosophe stoïcien (50 / 125 ou 130 après J-C).

Posez-lui des questions sur ce qu'elle veut dire. Demandez-lui de préciser sa pensée lorsqu'elle utilise des termes flous, des généralités comme : « toujours », « jamais », « tout le monde dit que… »

Marie, l'infirmière, a décidé d'aller voir le cadre. En lui posant des questions, elle a appris que le cadre avait eu une semaine très chargée, avec beaucoup de problèmes à résoudre, du fait de l'activité croissante, l'absentéisme, des non-remplacements, des conflits que cela engendre, sans parler de la pression de la direction. La veille, elle avait appris qu'une des deux équipes en sous-effectif n'arrivait pas à gérer tout le travail. Elle avait décidé de demander à un membre de l'autre équipe de venir les aider. Elle avait été déçue que les personnes n'aient pas l'idée d'aller proposer d'elles-mêmes leur aide sachant que les collègues étaient débordées. Elle n'avait trouvé personne dans les couloirs. Elle était entrée dans la salle de repos. Le personnel était en pause. Elle s'était sentie un peu plus énervée.

Elle avait demandé à Marie d'aider l'autre équipe, car Marie est une personne compétente, sérieuse, sur qui elle peut compter, bien qu'elle soit parfois susceptible. Elle reconnaissait s'être emportée et demandait à Marie de l'en excuser. En fait, elle était inquiète. Elle n'avait jamais vu Marie en pause alors que ses autres collègues infirmières n'avaient pas fini leurs tâches. Elle s'était sentie découragée car elle avait interprété la pause de Marie et son retard comme un signe de démotivation.

Cet échange a appris à Marie que son cadre l'appréciait pour ses compétences et son sérieux. Elle comprit aussi que son supérieur hiérarchique se sentait fatiguée, surchargée de problèmes. Elle en déduisit qu'elle était soucieuse du bon fonctionnement du service. Ses reproches formulés devant des tierces personnes étaient dues à de la maladresse et non à une volonté d'être désagréable.

Cette vision différente de la réalité modifia l'état émotionnel de Marie.

Reformulez ce que vous avez compris

Vous vérifiez ainsi l'exactitude de votre compréhension et montrez au cadre que vous l'avez entendu. Faites distinguer les éléments importants des éléments accessoires, repérez et exprimez les points d'accord et de désaccord.

Marie était d'accord avec le fait que son supérieur hiérarchique lui reproche son retard mais pas en présence de ses collègues. Elle était d'accord pour aller aider ses collègues mais elle ne voulait pas qu'on lui parle sur un ton sec et infantilisant.

Exprimez votre ressenti, votre besoin et votre point de vue en vous appuyant sur des faits, des observations

Marie a dit : *« Je suis d'accord que vous me fassiez des reproches concernant mon retard. Mais je me sens infantilisée quand vous me parlez d'un ton de voix sec et en présence de mes collègues. Pourriez-vous me parler en aparté la prochaine fois ?* »

Reconnaissez votre erreur si c'est le cas

Marie a dit à son cadre : « *Oui, je reconnais avoir oublié de demander à mes collègues si elles avaient terminé leur travail. J'étais particulièrement fatiguée ce jour-là. Je partage votre avis sur ce sujet, l'esprit d'équipe est indispensable dans un service de soin. Mais je me sens découragée quand je constate que le personnel absent est rarement remplacé. Malgré la fatigue, je dois réaliser un travail supplémentaire* ».

Reconnaître son erreur et le dire avec simplicité n'est pas un signe de faiblesse. C'est au contraire un signe de confiance en soi, de maturité et d'honnêteté. Si par notre comportement, nous avons pu gêner ou blesser quelqu'un, lui demander tranquillement de nous excuser est aussi une façon d'établir des relations adultes, saines, dans le respect mutuel. « Je vous prie de m'excuser pour mon retard, je ferai attention la prochaine fois ». Je peux dire cela simplement d'une voix claire et sûre, sans prendre un air apeuré ou désespéré.

Certaines personnes reconnaissent leurs défauts ou erreurs mais en rajoutant : « Je suis comme cela, je ne vais pas changer, je suis étourdie, c'est comme ça ! » ou « je suis directe, impulsive, parfois brutale, on ne me changera pas ». Autrement dit, elle exprime son intention de continuer la même attitude sans tenir compte de la gêne qu'elle occasionne. Cette attitude n'est pas respectueuse de l'autre. La personne s'identifie à un comportement. Elle préfère rester attachée à ce comportement même s'il n'est pas approprié à la situation ni à son rôle de soignant plutôt que de faire l'effort de s'adapter, en adoptant une attitude plus souple et respectueuse de l'autre. J'entends souvent des soignants dire : « Je suis naturel, spontané, je ne suis pas diplomate, je ne suis pas hypocrite. »

Penser que certains comportements sont naturels c'est croire que la communication est innée et non acquise. En fait, notre façon d'entrer en relation avec les autres, de parler, de nous comporter a été acquise pendant notre enfance au contact de nos aînés, de nos parents, de nos modèles. Nous imitons ce que nous percevons autour de nous. Plus tard, nous pouvons aussi adopter des comportements en opposition, en réaction à nos modèles.

Par exemple, Marie nous fait une confidence : « *Dans mon enfance, mon père parlait fort, il hurlait souvent, gesticulait et se montrait rapidement agressif. Ce comportement était source de souffrance. Adulte, j'ai adopté un comportement inverse, je parle très doucement, sans faire de gestes à tel point que mes interlocuteurs sont obligés de me faire répéter fréquemment* ».

Donc, on confond « être naturel » avec « être ego-centré », ne pas tenir compte de l'autre pour transmettre un message. « Je dis ce que je veux, comme je veux, quand je veux ». « Je suis spontané et naturel » veut dire, en fait, dans ce cas-là : « J'agis sans conscience, soumis à mes conditionnements, à mes acquis inconscients ». Écouter, reformuler, choisir des termes qui peuvent être entendus par mon interlocuteur peut devenir une attitude naturelle, spontanée. Je peux être tout à fait sincère, vrai, exprimer mon ressenti sans hypocrisie, mais de façon appropriée au contexte, au moment, à la personne, à mon rôle.

La seconde nature

« Il est vrai que le naturel est ce qui nous va le mieux... Mais autant dire que le naturel se cultive comme le reste. Qu'il est le résultat d'un travail, d'une pratique. Qu'il se fabrique au jour le jour. « Soyons naturels » : on l'oublie mais l'expression est à l'impératif et signifie alors bien des choses : qu'on ne l'est pas naturellement mais qu'on peut le devenir... Que par conséquent le naturel n'est pas un « donné » mais un « construit », pas un fait de nature mais le résultat, l'artefact d'un travail... Qu'en se laissant aller, qu'en suivant sa pente on est « nature », pas naturel ; que le naturel n'est pas naturel ; que « naturellement » on n'est pas soi. De fait il faut un effort pour être soi, la langue française dit d'ailleurs soi « même », redoublant l'idée d'être soi par celle d'être identique à soi, « même que soi ».

(...) il est bon d'être présent à ce que l'on dit, à ce que l'on fait, etc., mais mauvais d'être en représentation. Et que pour ne pas être en représentation il faut un brin d'authenticité. »[3]

Entendez et prenez en compte le message implicite et explicite

Je reprends l'exemple du message contenu dans la phrase : « Savez-vous l'heure qu'il est ? » Quel est le sens de ce message ? Il est évident ! Ce n'est pas si sûr !

Première situation : vous vous promenez dans la rue, un passant vous accoste et vous pose cette question : « Savez-vous l'heure qu'il est ? ». Vous comprenez immédiatement qu'il ne veut pas vérifier si vous savez quelle heure il est, mais qu'il souhaite que vous lui disiez l'heure qu'il est : « Oui, il est 10 heures ».

Deuxième situation : vous arrivez dans votre service avec une demi-heure de retard et vous croisez votre cadre dans le couloir (aïe aïe !) Et il vous demande en fronçant les sourcils et d'un ton sec : « Savez-vous l'heure qu'il est ? ». Vous percevez immédiatement qu'il n'attend pas de vous que vous

---

3 Legrand B., *L'image de soi ou la communication réussie*. Editions Ellipses, 1990.

donniez l'heure mais que vous lui donniez une explication sur votre retard. Donc, vous ne répondez pas au contenu du message explicite mais vous répondez au message sous-entendu, implicite c'est-à-dire « dans le cadre du travail, vous êtes censé arriver à telle heure, vous êtes en retard, vous devez vous expliquer sur ce retard ». C'est donc le contexte qui détermine le sens du message. Dans une relation, un message peut être implicite ou explicite. Nous avons le choix d'en tenir compte ou pas. Par exemple, dans ce cas, soit vous tenez compte du message implicite, sous-entendu, et vous donnez une explication, soit vous ignorez le message implicite et vous répondez au contenu de la phrase et d'un air dégagé vous répondez : « Oui, il est 6 heures 30 » et vous continuez votre chemin ! Autrement dit, vous lui dites de façon implicite : « Je refuse la relation hiérarchique, je ne vous reconnais pas en tant que cadre, je n'ai pas de compte à vous rendre ! » Les conflits ou les malentendus sont souvent liés à cet aspect de la communication. Savoir écouter, c'est savoir entendre le vrai message. Cette capacité est capitale dans la relation d'aide, entre autre.

Montrez l'aspect positif de la clarification et proposez une action, une solution si nécessaire.

Marie s'est engagée auprès de son cadre à demander à ses collègues si elles avaient besoin d'aide avant de faire une pause et à arriver à l'heure. Elle a également demandé à son supérieur hiérarchique de solliciter autant ses collègues qu'elle-même en cas de sous effectif et surtout de ne pas lui faire de reproche en présence de tierces personnes. Son cadre a reconnu avoir tendance à la solliciter plus que ses collègues, parce qu'elle savait qu'elle pouvait compter sur elle mais qu'elle ferait attention à répartir plus équitablement les demandes d'aide à l'avenir.

Elle reconnaissait aussi (à demi-mot) que Marie était rarement en retard et que sa remarque n'était peut-être pas justifiée. Elle a conclu la conversation en remerciant Marie d'être venue lui parler.

Erreurs à éviter

- Interrompre la personne pour se défendre.
- Prendre une attitude désespérée.
- S'emporter, répondre par l'agressivité.
- Utiliser l'ironie.

Points de vigilance essentiels

Savoir recevoir les critiques.

- Écoutez ce que la personne vous dit et non ce que vous pensez qu'elle veut dire.

- Écoutez complètement, sans interrompre votre interlocuteur.
- Reformulez ce que vous avez compris.
- Cherchez à mieux comprendre, demandez des explications concrètes en vous appuyant sur des faits.
- Faites préciser les généralités : « toujours », « jamais », « tout le monde dit que… »
- Faites distinguer l'important de l'accessoire, les points d'accord et de désaccord.
- Exprimez votre ressenti, votre besoin et votre point de vue en vous appuyant sur des faits, des observations.
- Reconnaissez votre erreur si c'est le cas.
- Montrez l'aspect positif de la clarification.
- Proposez une action, une solution si nécessaire.

14 Un médecin un peu trop familier avec les soignantes

Personne n'a le pouvoir de vous faire sentir inférieur sans votre consentement.

Eleanor Roosevelt

Témoignage : les relations entre les femmes et les hommes à l'hôpital

Brigitte est sage-femme, elle a 45 ans environ, bien campée sur ses deux pieds. Elle semble volontaire, entreprenante. Elle peut rester tranquillement en silence à écouter ses collègues mais quand elle parle, le silence se fait, les oreilles se tendent. Elle est appréciée malgré son caractère « rugueux ».

Aujourd'hui, elle écoute ses collègues se plaindre du chef de service, le professeur Vendam, gynécologue-obstétricien. Il est décrit comme un homme charismatique, tyrannique, colérique, pouvant insulter le personnel pour une peccadille, certains jours orageux. D'autres jours, il est avenant, il plaisante, fait des compliments, dit bonjour, remercie même ! Ses propos sont familiers. Il interpelle le personnel féminin par des petits noms. Il tutoie le personnel qui le vouvoie. Il est reconnu dans l'établissement et dans la région comme un médecin très compétent et intelligent. Les patientes viennent de loin pour sa réputation. Les soignantes évoquent leurs déconvenues avec lui, avec beaucoup d'émotion dans la voix. Elles sont très impressionnées par ce médecin, elles en ont peur et l'évitent si possible. Elles n'osent pas l'affronter, craignant les représailles.

Brigitte prend la parole : « J'ai connu avec le professeur Vendam, tout ce que vous décrivez : les injures, des reproches devant les patients, les dossiers jetés à la figure. Depuis six mois, je n'ai plus de problème avec lui. Il me respecte. Il me parle correctement. »

Ses collègues s'étonnent : « Tu as de la chance ! Que s'est-il passé ? »

Brigitte marque un temps de silence. Puis elle raconte : « Un jour, le professeur Vendam était en consultation, il me demande de venir dans son bureau. Quand je rentre, il est en conversation avec une patiente. Il lève les yeux, me regarde, souriant, et me demande : « Pouvez-vous aller chercher le dossier de Mme Floresse, ma petite chérie ? »

Être un soignant heureux : le défi

Une de ses collègues l'interrompt : « Tu as bien de la chance, ce jour-là, il était de bonne humeur ! »

Une autre s'indigne : « Je ne suis pas d'accord avec toi ! Il n'a pas à être familier avec le personnel, nous n'avons pas gardé les vaches ensemble ! »

– Oui, renchérit une infirmière, c'est parce que nous acceptons ces familiarités qu'à d'autres moments, il se permet d'être odieux ! »

– Une sage-femme qui n'avait pas encore pris part à l'échange demanda : « Dans cette situation, que feriez-vous ? Pour ma part je n'oserais rien dire.

– Moi non plus, disent en chœur plusieurs soignantes.

– Moi je me retournerais, regarderais derrière moi et je lui demanderais si c'est à moi qu'il s'adresse.

– Pour ma part, je lui dirais que je ne suis pas sa chérie et qu'il n'a pas à me parler comme cela.

– Tu oublies la patiente, ce n'est pas respectueux vis-à-vis d'elle. Moi, je lui répondrais : "Oui j'y vais, MONSIEUR !" en fronçant les sourcils et en appuyant sur le mot Monsieur ».

– Et toi Brigitte, qu'as-tu fait en réalité ?

– Je lui ai dit tranquillement et distinctement en le regardant dans les yeux : "Oui, tout de suite, mon petit chéri."

– Tu as osé ! Tu as dû avoir droit à une belle remontée de bretelles !

– Non, pas du tout, à partir de ce jour, il est resté correct avec moi. »

Analyse de la situation de Brigitte

Je vous propose que nous nous attardions sur ce témoignage. Que s'est-il passé ? Pourquoi ce monsieur a changé son attitude vis-à-vis de Brigitte ? Pourquoi n'y a-t-il pas eu de remontrance ? La réponse était-elle adaptée vis-à-vis de la patiente ?

Tout d'abord, certaines jeunes lectrices se disent qu'une femme de 45 ans avec l'assurance de l'expérience peut dire des paroles qu'une jeune soignante débutante ne peut pas dire ! (Pour ma part, je trouve qu'une femme de 45 ans est très jeune, si, si ! Et je connais d'autres femmes qui le pensent aussi !). Ce sont effectivement des facteurs qui comptent : l'âge influence la relation.

Je peux donner un exemple personnel. À 26 ans, j'animais des formations sur le thème du management. Les participants avaient entre 40 et 60 ans. Je portais des tailleurs gris, je me maquillais et me coiffais de façon à masquer mon visage de post-adolescente. Un jour, à la fin de la formation, au moment de l'évaluation, un participant m'a dit : « J'ai beaucoup appris pendant cette formation ». (Oui, vous savez maintenant que j'étais une bonne formatrice même avec mon allure « vieille France » ! J'ai enfin trouvé un prétexte pour l'écrire !) « Maintenant que tout s'est bien passé, je peux vous dire que, quand je vous ai vue arriver le premier jour de la formation, je me suis demandé ce que cette gamine pourrait bien m'apprendre sur mon rôle de manager ! » Il n'a pas été le dernier à me le dire !

Donc, il est plus difficile d'être crédible ou entendu(e) ou reconnu(e) à 20 ans qu'à 45 ans (il faut bien qu'on ait quelques bénéfices à « grandir » !)

Un autre facteur est plus important : la confiance en soi. S'exprimer avec assurance et détermination peut annuler l'effet du jeune âge. Beaucoup de personnes confondent assurance et prétention ou arrogance. Cela n'a aucun rapport. La confiance en soi suppose de bien se connaître, avoir conscience de ses qualités, ses talents, et aussi ses points faibles, ses lacunes. À partir de cette base de connaissance solide, il s'agit de s'exprimer en se faisant confiance, en s'appuyant sur ses capacités. Bien sûr, pour la plupart d'entre nous, cette assurance s'acquiert avec l'expérience et la connaissance de soi qui demande du temps et de la patience.

Ensuite, les collègues de Brigitte ont raison. Dans le cadre professionnel, si nous mêlons les relations professionnelles et « amicales » ou familières, nous prenons le risque de la confusion et des débordements. Si je permets à une personne d'être familière avec moi en n'intervenant pas quand elle utilise des sobriquets ou des surnoms ou quand elle me fait des compliments sur mon physique ou si je réponds à ses questions sur ma vie privée ou si je la laisse avoir des gestes familiers (m'embrasser pour me dire bonjour, toucher mes cheveux...), j'accepte de façon implicite de sortir du cadre professionnel. Être « familier », c'est adopter un comportement qu'on utilise avec ses proches, sa famille, ses amis uniquement. Avez-vous remarqué comme nous nous autorisons à être désagréables, de mauvaise humeur, à crier, « rouspéter », bouder, nous laisser aller à nos emportements avec nos proches ? Nous ne nous permettrons pas ces comportements avec des personnes extérieures à la famille. Nous « maltraitons » ceux que nous aimons le plus ! Non ? Pas vous ? Votre conjoint, vos enfants, votre chien ont bien de la chance !

Pourquoi Brigitte a-t-elle été entendue par le médecin ? Que lui a-t-elle dit ?

Pour répondre à cette question, nous pouvons nous appuyer sur l'approche systémique.

Influence réciproque

Deux personnes en présence sont en interaction relationnelle c'est-à-dire que le comportement de l'une aura une influence sur l'autre et vice versa. Leurs comportements s'influencent et se modifient donc réciproquement.

Les fondateurs de la PNL disent : « On ne peut pas ne pas influencer ». Tout comportement est un message. Si vous restez en silence pendant une réunion de travail, votre silence aura une influence sur les autres membres de la réunion. Chacun interprétera votre silence d'une certaine façon : « Il (elle) n'est pas intéressé(e), il n'a rien à dire, elle s'ennuie, elle est timide, il veut saboter la réunion... » Leur comportement s'adaptera en fonction de leur interprétation. Nous pouvons dire que nous avons influencé quelqu'un du simple fait qu'une personne se pose intérieurement la question : « Tiens, pourquoi Untel ne dit rien ? » Influencer ne veut pas toujours dire obtenir de quelqu'un ce que l'on veut. La définition du verbe influencer du *Petit Robert* est : « action (volontaire ou non) qu'une personne exerce sur quelqu'un ».

Par exemple, je voudrais influencer mon mari en lui suggérant de moins fumer. À la fin de la conversation, il est tellement excédé par mon discours qu'il fume dix cigarettes à la suite. J'ai donc de l'influence sur lui ! Mais je ne l'ai pas convaincu ! J'ai obtenu le résultat inverse à ce que j'attendais.

Relations complémentaires et relations symétriques

Deux types de relation existent entre les personnes : les relations complémentaires et les relations symétriques.

Dans une relation complémentaire, une personne est « au-dessus » de l'autre (si vous croyez que je n'entends pas vos rires coquins !) Je précise! Dans le cadre professionnel, par exemple, une personne aura une position hiérarchique supérieure à une autre personne. Cette position hiérarchique – à laquelle certains sont allergiques – est définie par le cadre professionnel, inscrite dans l'organigramme et les définitions de fonction. Les relations complémentaires peuvent être informelles et implicites dans un cadre familial ou amical et même professionnel. Dans un couple, un des conjoints aura tendance à décider, à être le leader. L'autre conjoint aura tendance à suivre et accepter les décisions de l'autre. Les relations complémentaires sont des relations d'inégalité.

Les relations symétriques sont des relations d'égalité. Les deux personnes sont au même niveau. Par exemple, dans le cadre professionnel, deux médecins praticiens hospitaliers sont au même niveau sur le plan purement hiérarchique.

Dans l'exemple de Brigitte, le professeur du service a une position hiérarchique supérieure à une sage-femme ou une infirmière dès qu'il y a prescription médicale. Dans les établissements de santé, théoriquement, les médecins et les sages-femmes ou les infirmières ont des relations fonctionnelles, donc symétriques en ce qui concerne le rôle propre de ces dernières.

Représentations, projections

Nos comportements sont conditionnés par nos représentations et nos projections. Nous projetons sur la réalité extérieure notre monde intérieur, bien sûr inconsciemment.

Par exemple, quand j'étais enfant, j'ai eu un père autoritaire, exigeant ; j'admirais son charisme et son aisance en société. Je recherchais sa reconnaissance mais je n'ai jamais obtenu de parole d'encouragement. Adulte, jeune soignant(e), je projette sur le professeur réputé du service une image paternelle. Je me sens incapable de lui exprimer ma désapprobation quand il me parle grossièrement. Le monde de mon enfance vient se superposer à la réalité immédiate. L'enfant ne peut pas prendre le risque de perdre l'amour de son père. L'adulte que je suis maintenant croit que réagir et poser des limites lui fait courir un risque vital. Et comme je suis intelligent(e), j'utilise la pensée rationnelle pour justifier mon comportement : « Si je lui réponds, il a le pouvoir de me faire changer de service ou de me rendre la vie insupportable. La preuve, il y a un an, une infirmière est partie pour dépression à cause de lui. » Et je supporte les pires brimades en silence. Plus je me tais et baisse la tête et plus les propos désobligeants pleuvent !

Si vous aviez interviewé les collègues de Brigitte, elles vous auraient dit qu'elles n'avaient pas d'autre choix que de subir. Elles étaient convaincues qu'agir entraînerait obligatoirement des représailles de la part du médecin. Les conséquences négatives sont possibles, peut-être probables, mais elles ne sont pas sûres à 100 %. « Nous avons toujours le choix ! » dit Éric Cantona au père de famille déprimé dans le film de Ken Loach *Looking for Éric*. C'est difficile à entendre ? Je sais, c'est même pour certains « in-entend-able » ! Il s'agit de mesurer les risques objectivement, ce qui est très difficile puisque nous projetons notre monde sur la réalité et il s'agit aussi de décider si nous sommes prêts à prendre ce risque potentiel, mais pas certain, afin d'améliorer notre existence. Brigitte l'a pris ! Combien de décisions ne prenons-nous par de peur des conséquences sans prendre la peine de vérifier la véracité de cette appréhension ?

Pistes d'actions

Pourquoi l'action de Brigitte (spontanée et intuitive) a-t-elle été efficace ?

En premier lieu, elle a accepté la relation de complémentarité c'est-à-dire sa position hiérarchique basse par rapport au professeur. Ce dernier lui demande d'exécuter un travail : « Allez me chercher un dossier », elle s'exécute car cette tâche correspond à sa fonction et elle l'exprime verbalement et explicitement : « Oui, tout de suite ». Elle aurait pu aussi refuser cette position, en répondant : « Non, vous n'avez pas à me parler ainsi, allez-y vous-même ». Dans ce cas, le médecin pouvait aisément lui reprocher de ne pas faire son travail. Dans sa réponse, concernant l'aspect professionnel, elle est irréprochable.

Par contre, quand le médecin dit : « ma petite chérie », il sort du cadre professionnel et il entre dans un cadre personnel. Hors cadre professionnel,

Brigitte n'a plus de compte à rendre au professeur, elle est donc dans une relation symétrique, c'est-à-dire d'égalité. « Vous vous autorisez à être familier, alors vous me donnez le même droit et je vous réponds au même niveau que vous ! » C'est ce que Brigitte a dit de façon implicite. Pour ce professeur très réputé et respecté, il n'est pas acceptable que le personnel soit familier avec lui, encore moins devant une patiente ! Que va devenir sa réputation ? Mais il ne peut rien reprocher à la sage-femme, puisqu'il a été le premier à outrepasser le cadre professionnel. Brigitte lui a donc dit implicitement : « Je vous respecte en tant que professionnel mais je ne vous autorise pas à sortir de ce cadre. Hors du cadre professionnel, nous sommes à égalité ». Elle a posé la limite, SA limite. À partir de ce jour, le professeur a respecté cette frontière posée.

Avez-vous remarqué que les personnes qui ont une forte personnalité, ceux qu'on appelle dans les services les caractériels, les « forts en gueule », respectent les collègues qui s'opposent, se positionnent, avec calme, respect et détermination ? Par contre, elles peuvent être odieuses avec les personnes « gentilles » qui ne réagissent pas, qui se positionnent en victime : « Je ne peux rien faire, je ne suis qu'une pauvre p'tite infirmière sans défense ! » Je ne parle pas des personnes perverses, c'est un autre problème.

La réponse de Brigitte a été très efficace pour rétablir une relation correcte avec le médecin. Vis-à-vis de la patiente, ces échanges de propos sont incongrus et peu respectueux. Il est évident qu'il serait préférable de s'expliquer entre professionnels en l'absence des patients. Dans le contexte décrit par Brigitte, son action aurait été moins efficace. La réalité fait que, parfois, nous devons choisir la solution la moins mauvaise car la meilleure n'est pas applicable. Snif ! snif ! C'est à cet instant que les perfectionnistes referment le livre et que les idéalistes se mettent en deuil !

En conclusion, une fois de plus, nous voyons que notre propre comportement influence celui de notre interlocuteur. « Qui ne dit mot, consent » dit le proverbe. Ne rien dire quand une personne (collègue, directeur, professeur) me manque de respect, c'est lui dire : « Continuez, je ne m'oppose pas à votre attitude ». Cela demande du courage mais quelle joie de se sentir acteur de son existence !

Erreurs à éviter

- Mélanger les relations professionnelles et personnelles sur le lieu du travail.
- Laisser une personne nous tutoyer et continuer à la vouvoyer dans le cadre professionnel.
- Confondre les relations complémentaires dues au contexte professionnel hiérarchisé, avec des relations de domination personnelle.
- Refuser l'autorité et les relations hiérarchiques en travaillant dans une structure organisée à partir d'un organigramme pyramidal.

Remarque : comment repérer les signes de harcèlement moral ou sexuel ?

Lorsqu'une personne est malmenée sur son lieu de travail, nous avons dit, qu'avant d'intervenir, il s'agissait dans un premier temps, d'évaluer les risques réels. Dans certains cas, les risques sont importants. Du fait de son statut dans l'établissement ou de sa notoriété, son ancienneté, ses soutiens, une personne peut exercer un abus de pouvoir, par des brimades, des remarques humiliantes, discriminatoires, des critiques systématiques et incessantes. Elle peut imposer un changement d'horaires, de service ou de fonction sans motif objectif. Elle peut enfin licencier le professionnel dans un établissement privé. Il peut s'agir d'un ensemble de comportements qui relève du harcèlement moral.

Dans l'exemple que nous avons présenté, il était possible pour la sage-femme d'agir. Dans le cas de harcèlement, l'action est très délicate. Paradoxalement, il est fréquent qu'une personne victime de harcèlement se sente honteuse et coupable de ne pas savoir gérer la situation. Tout est fait, par son « harceleur », pour l'isoler et elle-même n'ose pas demander de l'aide. Nous traitons succinctement du harcèlement moral ou sexuel dans cet ouvrage. Nous vous invitons à vous informer sur ce sujet afin de prévenir ou agir efficacement si vous connaissez ce problème dans votre service, soit directement soit indirectement.

Je porte votre attention sur le fait que le terme « harcèlement » est utilisé parfois à mauvais escient. Par exemple, un chef cuisinier avait été convoqué par son directeur parce qu'un agent s'était plaint de harcèlement de sa part : ce cadre avait demandé à maintes reprises et sans résultat, à son subordonné, d'arriver à l'heure et de prévenir en cas d'absence ! Toute l'équipe subissait avec colère ses retards importants, répétés et préjudiciables au bon déroulement du service ! Ce chef cuisinier ne harcelait pas cet agent mais lui demandait simplement de faire le travail pour lequel il était payé.

Le harcèlement moral et sexuel

Le harcèlement moral

Selon Marie-France Hirigoyen, psychiatre dont les travaux ont inspiré la législation française, « *le harcèlement moral au travail se définit comme toute conduite abusive (geste, parole, comportement, attitude...) qui porte atteinte, par sa répétition ou sa systématisation, à la dignité ou à l'intégrité psychique ou physique d'une personne, mettant en péril l'emploi de celle-ci ou dégradant le climat de travail* ».

Le Code du Travail ne se montre pas très précis quant à la définition du harcèlement moral : « *agissements répétés de harcèlement moral qui ont pour objet*

▷

▷

ou pour effet une dégradation des conditions de travail susceptible de porter atteinte à ses droits et à sa dignité, d'altérer sa santé physique ou mentale ou de compromettre son avenir professionnel » (art. L 122-49, L1152-1).

Les formes de harcèlement moral

- agressions verbales ou propos calomnieux ;
- refus de toute communication ;
- brimades, humiliations, critiques incessantes, comportements vexatoires ou méprisants, mauvais traitements et insultes ;
- pressions diverses exercées au moyen du travail fourni : mise à l'écart (« au placard »), confinement à des tâches sans intérêt, dépourvues de sens ou dégradantes, entraînant la dévalorisation du salarié ; privation de travail ou surcharge de travail poussant le salarié à la faute ; absence de consignes ou consignes contradictoires.

Le harcèlement sexuel

Si, pour le personnel, la frontière entre des blagues salaces à répétition à l'encontre d'une collègue et un harcèlement sexuel n'est pas toujours évidente, pour les tribunaux, la définition est assez claire. Dans le Code du Travail, le harcèlement sexuel concerne les « *agissements de toute personne dont le but est d'obtenir des faveurs de nature sexuelle à son profit ou au profit d'un tiers* » (art. L. 122-46 du Code du travail).

Le harcèlement sexuel peut avoir lieu à tous les niveaux de la hiérarchie dès lors que des hommes et des femmes travaillent ensemble ou également lorsqu'un intérêt sexuel se manifeste pour des personnes du même sexe.

Un seul acte peut constituer un harcèlement sexuel alors qu'il faut des agissements répétés en matière de harcèlement moral.

Les conséquences du harcèlement

« *Le harcèlement moral ou sexuel empoisonne l'atmosphère sur le lieu de travail. Il peut susciter des conflits majeurs bloquant les relations de travail et le fonctionnement de services entiers.*

Le harcèlement va provoquer chez celui ou celle qui le subit un stress (nervosité, anxiété, troubles du sommeil, brûlures d'estomac, hypertension artérielle, douleurs de dos, etc.) Au bout de quelques mois, ce stress continu peut se transformer en troubles psychiques manifestes, avec atteinte de la personnalité, certains réagissant par une hyper combativité qui les fait qualifier de « paranoïaques » ou se replient dans un isolement total. D'autres sont envahis d'un sentiment de fatigue chronique qui évolue vers l'épuisement (burn-out) et la maladie, ou encore, par une baisse de l'estime de soi, qui peut déboucher sur la dépression et parfois le suicide. »[1]

Les obligations de protection de l'employeur et du supérieur hiérarchique

Depuis la loi de modernisation sociale de 2002, le harcèlement, qu'il soit moral ou sexuel, peut aussi avoir des conséquences judiciaires très lourdes pour

1 Benoît Massin, consultant et formateur en prévention des risques psychosociaux.

l'employeur et les auteurs du délit. Il est bon que tout le personnel – direction, cadres et non cadres – en soit informé, car le harcèlement peut s'effectuer entre salariés à tous les niveaux hiérarchiques ou entre salariés de même niveau hiérarchique. La loi prévoit d'ailleurs des sanctions disciplinaires pour « *tout salarié ayant procédé aux agissements définis* » par le Code du travail comme harcèlement moral ou sexuel (article L1152-5).

Il appartient au chef d'établissement de prendre toutes les mesures nécessaires à la prévention du harcèlement moral. Mais ce dernier sait-il, par exemple, que dans les établissements de plus de 20 salariés, les dispositions relatives au harcèlement doivent figurer dans le règlement intérieur et être affichées sur le lieu de travail ?

Le Code du travail (article L1152-4) oblige l'employeur de prendre « *toutes dispositions nécessaires en vue de prévenir les agissements de harcèlement moral* ».

L'employeur, également, répond des actes des personnes qui exercent, de fait ou de droit, une autorité sur les salariés.

En ce qui concerne le secteur public, le rôle de l'autorité hiérarchique sera déterminant : il incombe au supérieur hiérarchique de faire régner l'ordre dans son service et de prévenir par tous les moyens, les dégradations dans les relations du travail, dans l'intérêt du service public et des usagers.

D'après *Le Harcèlement moral dans la vie professionnelle* (Dr Marie-France Hirigoyen, éd. Pocket, 2002), le site Internet www.juritravail.com et « Santé mentale et activité professionnelle » (enquête décennale santé 2003 de l'Insee, Institut de veille sanitaire).

Points de vigilance essentiels

- Analysez les risques réels et les enjeux.
- Utilisez un vocabulaire et des codes relationnels propres au contexte de travail.
- Posez des limites quand une personne, quel que soit son statut, sort du contexte professionnel par son attitude, ses paroles, sa façon d'être et de faire, et cela sans attendre.
- Veillez aux facteurs qui augmentent votre crédibilité.
- Rappelez-vous, autant de fois que nécessaire, que vous avez le droit d'être respecté en tant que personne, quels que soient votre fonction et votre grade, et quelles que soient les fonctions de votre interlocuteur.
- Dites ce que vous avez à dire, tout en respectant votre interlocuteur et son grade hiérarchique, afin d'être irréprochable, sur le fond et la forme.

Pour conclure ce chapitre sur les relations professionnelles.

Je suis très impressionnée par la quantité d'énergie dépensée dans les services, à gérer les conflits, à les entretenir, en rapportant les propos soit-disant tenus par tel collègue ou tel cadre, à écouter les rumeurs, à les commenter sans les vérifier. Je pose régulièrement la question aux cadres et aux soignants : « Au cours de ce mois, combien de temps avez-vous consacré à parler dans le service de ce qui fonctionne bien, du travail bien fait, des réussites, des sources de plaisir et de satisfaction ? Combien de temps avez-vous consacré à parler des dysfonctionnements, des difficultés, des déceptions, des rumeurs… ? » Et vous, que répondriez-vous ? Vous pensez : « Oui, mais… mon cadre ne parle que de ce qui ne va pas, jamais de ce que je fais de bien ! » Cela est possible. Mais chaque membre d'une équipe a une part de responsabilité à la qualité de l'ambiance d'un service. Si l'esprit d'équipe est important pour vous, la première chose que vous pouvez faire est de ne rien faire, c'est-à-dire de ne pas écouter les rumeurs, les « qu'en-dira-t-on », les critiques négatives sur une personne du service et surtout, de ne pas les répéter. Comment peut-on être motivé dans son travail si, à longueur de journée, ne sont abordés que les problèmes, les difficultés et les déceptions ? La deuxième action que vous pouvez entreprendre discrètement est d'exprimer une remarque positive quand une personne du service, quelle qu'elle soit, a réalisé un acte judicieux, si modeste soit-il. Vos collègues se rendront compte que vous ne vous intéressez pas aux ragots et aux critiques stériles. D'autres personnes auront peut-être envie de vous imiter. Et vous, vous économiserez beaucoup d'énergie.

Références

Christophe Dejours C. *Souffrance en France, la banalisation de l'injustice sociale.* Seuil ; 1998.

Hirigoyen M.F. *Le harcèlement moral, la violence perverse au quotidien.* Syros ; 1998.

Hirigoyen M.F. *Malaise dans le travail, harcèlement moral : démêler le vrai du faux.* La découverte et Syros ; 2001.

Ramaut D. *Journal d'un médecin du travail, la souffrance au travail.* Le Cherche-midi ; 2006.

Ils ne mouraient pas tous mais tous étaient frappés, film de Sophie Bruneau et Marc-Antoine Roudil, ADR production. D'après le livre de Marie Pezé, Pearson, 2008.

Sahler B. *Prévenir le stress et les risques psychosociaux au travail.* ANACT ; 2007.

Bachelard O., Billon Grand J., Debard A., Debout M. *Risques psychosociaux au travail : Vraies questions, Bonnes réponses.* Liaisons ; 2008.

Haubold B. *Les risques psychosociaux : identifier, analyser, prévenir les risques humains.* Eyrolles ; 2008.

David A.M. *Les dessous caches de l'hopital.* Jean-Claude Gawsewitch, coll Coupd de geule ; 2009.

Couturier D., David G., Lecourt D., Sraer J.-D., Sureau C. *La mort de la clinique ?* PUF ; 2009.

Bourbonnais R., Gauthier N., Vezina M, Viens C., Durand P.-J., Brisson C., Alderson M., Begin P, Ouellet J.-P. *Une intervention en centres d'herbergement et de soins de longue durée visant à réduire les problèmes de santé mentale lies au travail.* Pistes ; 2005.

V

Stress et émotions : de la contamination subie vers l'action posée

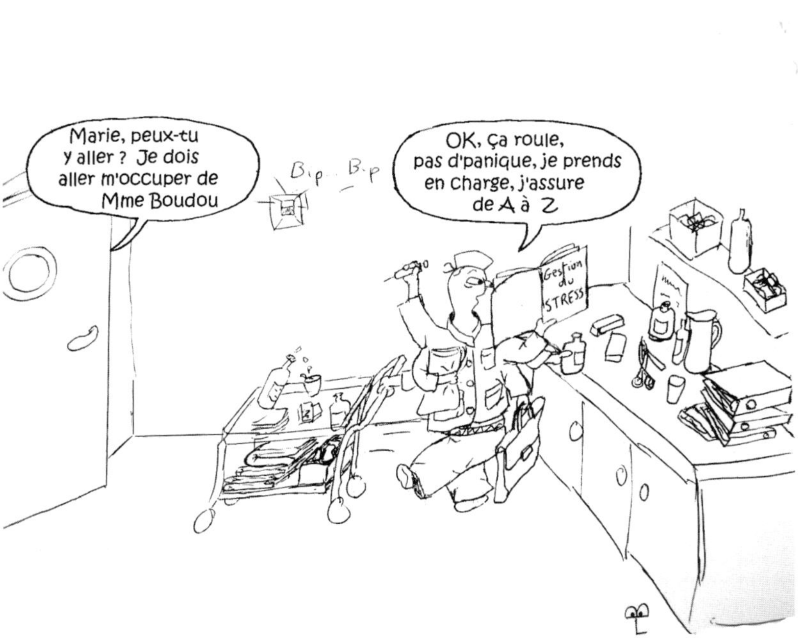

Pour diminuer la souffrance, il faut distinguer entre la douleur propre à la douleur, et celle que nous créons rien qu'en y pensant. La peur, la colère, la culpabilité, la solitude et le désespoir sont autant de réactions émotionnelles susceptibles de l'intensifier.

Le quatorzième dalaï-lama

Contexte et conséquences du stress

Pourquoi s'intéresser au stress ?

Selon l'INRS (Institut national de recherche et de sécurité), « *le stress professionnel apparaît depuis une dizaine d'années comme l'un des nouveaux risques majeurs auquel les organisations et entreprises vont devoir ou doivent déjà faire face. Il s'agit d'un risque professionnel à double titre : des études scientifiques ont mis en évidence des liens entre des situations de travail stressantes et l'apparition de problèmes de santé mineurs ou de maladies plus sérieuses et il est probable que le stress contribue à la survenue de certains accidents du travail.* »

Qu'est-ce que le stress ?

L'étymologie du mot « stress » vient du verbe latin *stringere* qui signifie : serrer, tendre, accélérer le rythme (en musique).

Ce terme repris en anglais est traduit par : contrainte, pression exercée sur des métaux ou sur un matériel et capacité à y résister.

Actuellement le mot stress désigne à la fois la pression de l'environnement et la réaction de l'organisme à cette pression.

En fait, le stress permet de nous adapter à notre environnement en constant changement. Les réactions physiologiques au stress sont une mise à disposition de nos ressources pour agir. Elles ont permis à nos ancêtres, à l'époque de la préhistoire, de fuir ou combattre un prédateur, un fauve ou un homme hostile. Nous avons hérité de ce système nerveux. N'en prenez pas ombrage ! Nous pouvons penser qu'il était performant puisque les homos sapiens sapiens ont survécu jusqu'à nos jours ! Prenons un exemple personnel. Il y a dix mille ans, deux femmes, ancêtres de ma famille paternelle, vont dans la forêt cueillir des baies, des herbes et des racines comestibles. Elles entendent un bruit, lèvent la tête et voient une forme brune et massive. Ces informations visuelles et auditives arrivent à leur cerveau qui les décrypte à partir des données déjà « enregistrées » et en déduit : « C'est un ours. Attention danger ! » Le système nerveux et les glandes surrénales vont alors provoquer un cataclysme physiologique. Des hormones sont sécrétées (adrénaline, noradrénaline…), qui vont, à leur tour, déclencher un bouleversement du fonctionnement de l'organisme : accélération du rythme cardiaque, augmentation de la tension musculaire, ralentissement de la digestion, stimulation du foie, diminution de la circulation sanguine de la peau… La vigilance s'accroît. Ce séisme a pour but de permettre au corps de réagir pour survivre. Les deux femmes vont lâcher leur cueillette. L'une va partir en courant pour rejoindre le campement de la tribu, l'autre va prendre son javelot, viser le cœur de l'ours et le tuer. Tout cela en un temps record ! Cher lecteur, la chasse n'étant pas de mon domaine de compétences et l'histoire de mes ancêtres étant répétée de bouche à oreille depuis dix mille ans, il est possible que quelques détails de ces événements soient un peu déformés !

Suite à ce stress aigu, nos deux héroïnes se portent très bien. Elles ont utilisé les ressources de leur corps pour agir efficacement.

Pour nous, femmes et hommes occidentaux des temps modernes, il en est autrement. Nos conditions de vie ont changé, les risques de dangers mortels sont rares. Pourtant, face à une situation de tension de la vie quotidienne (bruit, lumière électrique, promiscuité dans les salles de soin, charge de travail, interruptions répétées…), notre cerveau et notre système nerveux réagissent comme si nous étions confrontés à un risque vital. La réaction physiologique est identique. Mais, contrairement à ces deux dames de la préhistoire, nous ne partons pas en courant ou nous ne lançons pas notre javelot lorsque nous croisons un « ours » dans un couloir. Nous sommes confrontés à des sources de stress qui agissent de façon continue et répétées sans que nous puissions les éviter. Le stress chronique s'installe. Il affaiblit le système de défense immunitaire de notre organisme. Nos capacités d'adaptation n'étant pas illimitées, des désordres physiques et psychologiques plus ou moins importants peuvent apparaître.

« Bien souvent, notre système cognitif ne fait pas la différence entre un danger qui menace notre survie et un stress banal sans conséquences majeures. Les réactions physiologiques sont ainsi disproportionnées ».[1]

Éloge de la peur

« Il y a deux sortes de peur : il y a la peur qui est déclenchée (j'insiste sur ce mot) chez un animal par ce qu'on appelle une configuration de stimulus, c'est-à-dire que nous avons affaire à un objet sensoriel qui, sans apprentissage, déclenche la peur chez l'animal.

(…) Et puis il y a la deuxième nature de l'origine de la peur : la peur acquise. Très tôt dans le monde vivant, il y a des processus d'apprentissage qui se mettent

▷

1 Dr Denis Lamboley, *Antistress minute*, éd. Leduc, 2007.

> *en place, donc les animaux ont très vite accès à des représentations qui sont des représentations sensorielles d'odeurs, d'images... et dans ce cas-là, s'ils sont choqués par un objet qu'ils associent au danger, ça reste dans leur mémoire, ça se grave dans leur système nerveux, et quand ils re-perçoivent cet objet ou un objet analogue, ils ont appris... la peur.*
>
> *Nous, humains, vivons assez peu dans le monde des perceptions, et énormément dans le monde des représentations. Ce qui nous fait peur, c'est donc l'idée que nous nous faisons des choses bien plus que la perception que nous en avons. Nos peurs sont pratiquement les productions de notre propre esprit.*
>
> *(...) Je pense qu'un enfant sans peur se prépare à la peur. C'est-à-dire que les enfants doivent avoir de petites peurs pour apprendre à les surmonter.*
>
> *(...) Une petite peur est nécessaire pour que l'enfant apprenne à se défendre. Donc un enfant qui serait idéalement parfaitement protégé, ce serait une catastrophe, parce qu'il n'apprendrait pas à se défendre. On lui apprendrait la vulnérabilité.*
>
> C'est-à-dire que plus tard, il s'effondrerait à la première épreuve, parce qu'il n'aurait pas appris les mécanismes de défense. »[2]

Le stress peut-il être bénéfique ?

Le stress fait partie des phénomènes d'adaptation aux changements de l'organisme, depuis les difficultés de la vie quotidienne jusqu'aux événements graves.

Le stress bien « dosé » nous permet de donner le meilleur de nous-même. Les médecins urgentistes connaissent bien cet aspect.

Le stress peut être une source de créativité et de bien-être s'il est limité dans le temps, motivant et choisi.

Le niveau optimal de stress, appelé aussi zone de confort, est la dose de stress biologiquement nécessaire à chacun pour se sentir bien, en harmonie avec sa personnalité, ses capacités et son environnement. Ce niveau est variable d'un individu à un autre. Il appartient donc à chacun de connaître la dose de stimulations dont il a besoin pour se sentir bien.

Le stress au travail

D'après l'Agence européenne pour la sécurité et la santé au travail, le stress *« survient lorsqu'il y a déséquilibre entre la perception qu'une personne a des contraintes que lui impose son environnement et la perception qu'elle a de ses propres ressources pour y faire face. Bien que le processus d'évaluation des contraintes et des ressources soit d'ordre psychologique, les effets du stress ne sont pas uniquement de nature psychologique. Il affecte également la santé physique, le bien-être et la productivité. »*

2 Cyrulnik B. extraits des propos recueillis par Michel Piquemal.

Quels sont les coûts du stress ?

De nombreuses études récentes montrent que le stress chronique a des répercutions fortes sur le bon fonctionnement des organisations (entreprises, établissements de santé, administrations).

Les coûts du stress pour un établissement de santé

Ils sont nombreux et variés. Voici quelques exemples :

- baisse de la qualité de la prestation et de la relation au public ;
- multiplication des erreurs professionnelles ;
- baisse de la satisfaction du patient et des familles, augmentation des plaintes ;
- baisse de la performance ;
- mauvaise ambiance dans les relations de travail ;
- détérioration des relations à l'intérieur de l'établissement ;
- violences verbales et physiques ;
- risque accru de conflits ;
- absentéisme, arrêts maladie ;
- rotation accélérée du personnel (turn-over) et départ de collaborateurs de qualité ;
- augmentation des accidents du travail.

Dès que le stress devient chronique ou dépasse un certain niveau, il peut devenir coûteux sur les plans physique et mental pour l'individu.

Le coût du stress pour l'individu

- fatigue chronique, asthénie ;
- troubles musculo-squelettiques (lombalgie…) ;
- perte de confiance en soi, démotivation, inertie ;
- dispersion, distraction, baisse de performances intellectuelles, erreurs ;
- hyper-émotivité, agressivité, irritabilité ;
- risque accru de conflits ;
- consommation accrue d'excitants (alcool, tabac, etc.) et de médicaments (psychotropes, tranquilisants, somnifères) ;
- burn-out (épuisement professionnel), dépression ;
- baisse du système immunitaire, plus grande sensibilité aux maladies infectieuses ;
- augmentation de la tension artérielle, maladies cardio-vasculaires…
- augmentation des accidents du travail ;
- absentéisme, arrêts maladie.

Le stress, première cause d'absentéisme

Selon l'Agence européenne pour la sécurité et la santé au travail, le stress au travail est la première source d'arrêts pour diverses « maladies ordinaires ».

Environ 50 % de l'absentéisme est lié directement ou indirectement au stress professionnel. Il touche un tiers des actifs.

L'étude sur les arrêts de travail menée en 2005 par la CNAM montre que 18 % des arrêts maladie sont liés à des troubles psychologiques en relation avec le travail. 23 % des cadres français déclarent avoir eu un arrêt maladie à cause du stress.[3]

Une approche spécifique pour « rester calme pendant la tempête »

Il est possible de rester posé avant la tempête. Mais au cœur de la tempête, « faire face » avec calme, c'est un tout autre défi !

Je vous propose de découvrir une démarche, à travers des témoignages, visant à acquérir cette compétence. Cette démarche conduit à :

- comprendre et percevoir de façon nouvelle les situations de stress ;
- découvrir une approche de prévention et de gestion du stress négatif sur trois plans :
  - cognitif et psychologique,
  - émotionnel,
  - corporel.

Car le processus du stress implique tout notre être.

3 Baromètre stress de la CFE-CGC (2005), sur un échantillon représentatif de 1430 cadres français.

15 De multiples actions à exécuter à la fois

Ce qui est important pour l'homme, ce n'est pas tant ce qui lui arrive mais ce qu'il pense qu'il lui arrive.

Schopenhauer

Témoignage d'un soignant

Claire, infirmière, travaille à l'accueil dans un service de consultation. Elle parle avec un débit rapide : « *Je me rends compte que je n'arrive plus à faire la coupure entre le travail et la vie personnelle. À la maison, je pense au travail, je dors mal et le matin, j'appréhende la journée. J'ai le souci de bien faire mon travail. Mais on nous demande de faire mille choses à la fois : je dois répondre au téléphone, en même temps, le patient qui est en face de moi continue à me parler, un médecin me demande une information, un autre, de prendre un rendez-vous et dans cinq minutes, je dois avoir terminé de compléter un dossier. J'ai peur de ne pas y arriver et à la fin de la journée, j'ai un sentiment d'insatisfaction, de ne pas avoir bien fait mon travail. Je termine souvent plus tard que l'heure prévue afin de ne pas avoir de travail en retard. Ma collègue exerce la même fonction que moi. Elle est appréciée pour son efficacité et elle n'est pas stressée. Je ne comprends pas !* »

Analyse

Devoir exécuter plusieurs tâches en même temps en étant interrompu dans son travail est un facteur important de stress. Je vous rappelle l'étude, citée dans le chapitre 6 (« risque de passage à l'acte », page 71), qui montre que le stress augmente lorsqu'une personne est obligée de se dépêcher, de faire plusieurs choses à la fois et d'être souvent interrompue dans son travail.

Le stress au travail est encore plus important si la marge d'initiative et de décision est faible.

Claire se sent insatisfaite à la fin d'une journée de travail. Elle a l'impression de n'avoir rien fait correctement. Pourtant elle a travaillé sans relâche. Comme de nombreuses personnes travaillant dans les établissements de santé, elle a l'impression que sa hiérarchie lui demande de « faire toujours plus avec moins de moyens ». Les soignants, infirmières, médecins, sages-femmes, etc., disent devoir dépenser de plus en plus de temps à des tâches administratives et organisationnelles (participation à des projets, à des réunions...) et consacrer de moins en moins de temps auprès des patients et des familles. De ce fait, les soins relationnels, l'accompagnement, les conseils, le rôle propre de l'infirmière sont réduits comme une peau de chagrin pour pouvoir réaliser les actes techniques urgents et importants. Ces conditions de travail, en perdurant dans le temps, peuvent engendrer, ce que le psychiatre Christophe Dejours appelle « la souffrance au travail » et les symptômes qui en découlent.

Dans cet ouvrage, je propose des pistes de réflexions individuelles (à ne pas confondre avec « individualistes ») c'est-à-dire qui s'adressent à la personne qui lit ces lignes.

Mais nous n'oublions pas la dimension collective dans la résolution des problèmes. Prévenir et réduire la souffrance au travail engage nécessairement une démarche collective pour élaborer une stratégie à long terme : direction, cadres, salariés, syndicats, médecins, inspecteurs du travail, CHSCT (Comité d'hygiène, de sécurité et des conditions de travail).

« L'attention aux situations ordinaires de travail est cruciale car elles contiennent souvent les réponses aux problèmes de prévention... Dans cette perspective, le fonctionnement des institutions s'avère déterminant, qu'il s'agisse des institutions représentatives du personnel, des organismes paritaires de prévention, des services de santé au travail, mais également des directions d'entreprise, de la fonction d'encadrement. Toute une réflexion politique doit s'engager sur les moyens de donner du corps à la vie institutionnelle, non pas en multipliant les instances, mais en leur permettant de fonctionner dans la durée, pour que de la parole puisse y advenir (sécuriser les parcours professionnels des salariés, ralentir la rotation des cadres dirigeants, accepter la confrontation entre les logiques professionnelles et la logique gestionnaire, etc.) »[1]

Toute action collective exige du temps surtout quand elle touche à des enjeux importants, à des valeurs, à des pratiques professionnelles et managériales.

La « souffrance au travail »

L'expression la « souffrance au travail » a été popularisée par le psychiatre Christophe Dejours dans *Souffrance en France, la banalisation de l'injustice sociale*. La souffrance au travail se caractérise par :

- la crainte d'être en « limite de compétence » ;
- la peur d'être contraint de mal faire son travail, de le bâcler ;

1 Damien Cru, Professeur associé d'ergonomie à l'ISTIA (Institut des sciences et techniques de l'ingénieur d'Angers), consultant à l'AOSST (Approche organisationnelle de la sûreté et de la santé au travail), Paris, 2007.

- être soumis à des conditions de travail difficiles : conflit entre collègues, climat social tendu, absence d'entraide, rétention d'information, procédures contre-productives…
- l'absence de reconnaissance.

La souffrance au travail peut-être définie à partir de deux critères : la pression et les pénibilités subies et non gratifiantes.

Qu'appelle-t-on la *pénibilité* du travail ?

« La pénibilité résulte de sollicitations physiques et/ou psychiques de certaines formes d'activités professionnelles qui laissent des traces durables, identifiables et irréversibles sur la santé des salariés et susceptibles d'influer sur leur espérance de vie. »[2]

Trois types de pénibilité

- Efforts physiques : contraintes posturales, manutention manuelle de charges, contraintes articulaires, position debout plus de 20 heures par semaine, position à genoux ou accroupie.
- Environnement « agressif » : exposition au froid/chaud, intempéries, bruits, produits toxiques…
- Pénibilité psychologique : rythmes de travail, travail de nuit, horaires alternants, travail à la chaîne.

Concernant la pénibilité psychologique, nous pouvons rajouter le travail en présence de patients souffrants, en détresse physique ou/et psychologique, en fin de vie.

Risques psychosociaux

Les organismes de prévention des risques professionnels de type INRS, CRAM, ANACT privilégient le terme « psychosociaux » à ceux de « stress » et « souffrance au travail ». En effet, ils empruntent le terme « risque » à l'épidémiologie et à la logique de prévention des risques professionnels.

« *Les risques liés aux relations humaines au travail sont les risques qui découlent de l'interaction entre des individus et de l'interaction de l'individu avec son travail. Ils sont couramment nommés risques psychosociaux…*

Ce terme de "risques psychosociaux au travail" recouvre les risques rencontrés dans la sphère professionnelle pouvant porter atteinte à la santé mentale des individus, voire à leur intégrité physique et ayant les causes suivantes : le sentiment de responsabilité éprouvé dans le travail, l'organisation et les conditions d'exercice du travail, les exigences d'attention qu'il requiert ou encore les relations entre des personnes et les tensions susceptibles d'en découler. »[3]

Les risques psychosociaux les plus courants sont :

- le stress ;
- la violence au travail, les agressions ;
- les conflits ;
- le harcèlement moral et le harcèlement sexuel.

2 Définition dans l'enquête « Conditions de travail » de la DARES (1998).
3 Commission universitaire pour la santé et la sécurité au travail romande, 2003.

En attendant ou parallèlement, des actions individuelles sont possibles. Nous allons nous appuyer sur l'exemple présenté par Claire, l'infirmière, pour le vérifier.

De nombreuses personnes se retrouveront à travers l'exemple de Claire quel que soit leur métier. Claire a la volonté de bien effectuer son travail. Elle a le souhait de faire plaisir à tout le monde, de donner une bonne image d'elle. Pour pouvoir aider Claire, il est nécessaire de connaître son but. À la question « quel est votre objectif », elle répond : *« Les personnes voient bien que je suis occupée. Elles devraient attendre que j'ai terminé mon entretien téléphonique pour me parler. Je ne devrais pas être obligée de leur dire. De toute façon je n'oserais pas. Je voudrais qu'elles comprennent et qu'elles me respectent... Par ailleurs, quand je suis chez moi, je ne voudrais pas penser au travail. Et, quand je suis au travail, je voudrais pouvoir me concentrer. Je voudrais être plus détendue, plus à l'aise. »*

Nous voyons que les objectifs de Claire ne sont pas précis.

Objectifs

Notre infirmière doit clarifier ses objectifs. Que veut-elle pendant ses heures de travail ? Que veut-elle de retour chez elle ? Quel est son but à moyen terme, à long terme ?

Elle doit vérifier si ce qu'elle désire est réalisable.

Elle doit clarifier ce qui dépend d'elle et ce qui ne dépend pas d'elle afin d'agir efficacement.

Afin d'y parvenir avec aisance, nous allons lui proposer de lire ou relire le chapitre 11, l'étude de cas « Une collègue ne fait pas son travail », page 123. Elle repèrera les étapes d'un objectif bien formulé, telles que vous les connaissez vous-même parfaitement après avoir lu ce chapitre avec attention...

Pistes d'actions

Clarifiez ce que vous voulez, vers quel but vous souhaitez aller

Claire formule des objectifs négatifs c'est-à-dire elle dit ce qu'elle ne veut pas : *« Je ne voudrais pas penser au travail »*. Si elle se concentre pour ne pas penser au travail, il y a des grandes chances qu'elle y pense encore plus. En effet, si je vous demande de ne pas penser à un gâteau fondant au chocolat, que faites-vous ? Vous pensez à un gâteau fondant au chocolat ! Ensuite, vous faites des efforts pour effacer le gâteau et penser à autre chose. Il sera donc plus efficace de formuler un objectif qui corresponde à ce que vous désirez. Par exemple : « quand je suis à la maison, je veux penser à ce que je suis en train de faire » ou « quand je suis chez moi, je veux me sentir détendue, disponible ».

Distinguez ce qui dépend de vous et ce qui ne dépend pas de vous afin d'agir efficacement.

Claire formule des objectifs qui ne dépendent pas d'elle. Elle dit : « *Les personnes devraient attendre* », « *Elles devraient comprendre* », « *Elles devraient me respecter* ».

Son état émotionnel dépend du bon vouloir des autres. Comme Claire, nous donnons le pouvoir aux autres : nous sommes heureux quand ils se comportent comme nous voudrions, nous sommes malheureux quand leur comportement ne correspond pas à ce que nous attendons.

Quelques paroles d'Épictète[4]

« Il faut distinguer ce qui dépend de nous et ce qui ne dépend pas de nous. Parmi les choses qui existent, certaines dépendent de nous, d'autres ne dépendent pas de nous. De nous, dépendent les jugements de valeur, l'impulsion à agir, le désir, l'aversion, bref, tout ce en quoi c'est nous qui agissons. Ne dépendent pas de nous le corps, l'argent, les opinions que les autres ont de nous, les charges publiques, tout ce en quoi ce n'est pas nous qui agissons. »(…)

« Si tu souhaites que tes enfants, ta femme et tes amis soient éternels, tu es fou, car c'est vouloir que ce qui ne dépend pas de toi en dépende ; que ce qui n'est pas à toi t'appartienne. »

(…) « Mais si tu veux atteindre l'objet de tes désirs, tu le peux. Exerce-toi à ce qui est en ton pouvoir. »

« Tout homme a pour maître celui qui peut lui apporter ou lui soustraire ce qu'il désire ou ce qu'il craint. Que ceux qui veulent être libres s'abstiennent donc de vouloir ce qui ne dépend pas d'eux seuls, sinon, inévitablement, ils seront esclaves. »

« N'attends pas que les événements arrivent comme tu le souhaites ; décide de vouloir ce qui arrive et tu seras heureux. »

Épictète sait de quoi il parle quand il utilise le mot esclave. En effet, il a été lui-même esclave puis affranchi avant d'enseigner la philosophie stoïcienne. Il enseignait ce qu'il avait lui-même mis en pratique dans son existence.

Si Claire veut atteindre ses objectifs, il est indispensable qu'elle formule des objectifs qui dépendent d'elle c'est-à-dire sur lesquels elle peut agir.

Les fondateurs de la PNL diraient qu'un objectif doit être réalisable c'est-à-dire qu'il doit dépendre de nous. Par exemple, j'ai organisé aujourd'hui un pique-nique avec des amis. Hier j'ai vérifié la météo et elle prévoyait du beau temps. Ce matin, j'ouvre les volets et je vois qu'il pleut. La pluie

4 Arrien, *Le Manuel d'Épictète*, Livre de poche.

continue à tomber toute la matinée. Je n'ai pas le pouvoir d'agir sur la météo (sauf si je connais un chaman doué en la matière). En revanche, j'ai le pouvoir d'agir sur la situation. Je peux décider d'annuler ce pique-nique ou de l'organiser dans mon appartement ou d'expérimenter un pique-nique sous la pluie. J'ai également le pouvoir d'agir sur mes émotions. Je ne dis pas que cela est facile. Mais cela dépend de moi d'être en colère, de refuser la pluie, de ressentir de l'injustice, de la tristesse. Cela dépend aussi de moi de reconnaître la situation telle qu'elle est et de ressentir du calme, de la tranquillité, du plaisir à l'idée d'avoir des amis et même d'éprouver de la joie pour l'agriculteur qui attendait la pluie depuis longtemps.

Reprenons les objectifs de Claire : « *Les personnes devraient attendre que j'ai terminé mon entretien téléphonique pour me parler* ». Cela ne dépend pas de Claire. Par contre, elle peut choisir d'exprimer une demande à ses collègues ou de ne rien tenter pour influencer leur comportement.

Observez et acceptez que les personnes soient différentes de vous car vous êtes unique

L'infirmière dit également : « *Les personnes voient bien que je suis occupée. Elles devraient attendre que j'ai terminé mon entretien téléphonique pour me parler.* »

Claire voudrait, inconsciemment, que les personnes soient différentes de ce qu'elles sont. Elle voudrait qu'elles agissent autrement, c'est-à-dire en fonction de sa propre vision des choses. Nous sommes nombreux, je pense, à fonctionner comme Claire. Nous refusons de voir la réalité telle qu'elle est. Nous voudrions que les autres soient différents de ce qu'ils sont. Nous pouvons également faire l'hypothèse que Claire ne s'accepte pas telle qu'elle est. C'est-à-dire qu'elle voudrait être capable de dire « non », de poser des limites ou d'exprimer son ras-le-bol et qu'elle s'en veut de ne pas pouvoir le faire. Elle voudrait être autrement. Elle ne se respecte pas elle-même. Elle ne s'aime pas telle qu'elle est. Les personnes qui, comme Claire, n'arrivent pas à exprimer un refus ou poser des limites, ressentent de la colère contre les autres. Mais derrière cette colère se cache la colère contre soi. Cette dernière est déclenchée par la pensée : « Je devrais être capable de dire "non" ». Elles n'acceptent ni la réalité extérieure (le comportement des autres), ni leur réalité intérieure (leur attitude et leurs émotions).

« *Je ne devrais pas être obligée de leur dire. Elles devraient comprendre et me respecter. C'est évident* ». Cela correspond à l'expression d'une croyance. Nous sommes nombreux à partager cette croyance : « Si moi, je vois la situation d'une certaine façon, les autres aussi devraient la voir comme moi », « Ce qui est évident pour moi, devrait l'être pour les autres », « S'il m'aime, il devrait savoir ce qui me fait plaisir ». Lorsque nous étions enfants, nous pensions que les adultes, nos parents entre autres, devinaient nos besoins. Pour le nourrisson que nous avons été, il était vital que nos parents perçoivent nos besoins. Adultes, nous avons tendance à maintenir cette croyance. « Si l'autre m'aime, alors il doit deviner mes désirs », « Si l'autre ne répond pas à mes besoins, c'est qu'il ne me respecte pas ». En réalité, l'autre est différent de moi. Il n'a pas le même vécu, il n'a pas la même expérience, pas le même âge, pas le même sexe, pas la même formation, pas les mêmes préoccupations, donc pas le même point de vue que moi. Sa réalité est donc différente de la mienne. Ceci amène une grande richesse dans les relations humaines, et aussi beaucoup de malentendus et de difficultés de communication. Toute personne sensée dit : « Mais je sais bien que l'autre est différent de moi, ce n'est pas un scoop, c'est une évidence ». Je vous propose d'écouter avec attention les expressions que vous utilisez au quotidien. Vous allez découvrir qu'en fait, contrairement à ce que vous croyez, vous partez du principe que l'autre est identique à vous. Vous voulez des preuves ? En voici. À chaque fois que vous vous surprendrez à dire « il devrait », « elle ne devrait pas », « ils auraient dû », « elle n'avait pas à... », « je ne devrais pas être obligée », vous saurez que vous êtes en train de nier la différence entre vous et l'autre. C'est difficile à entendre et c'est pourtant la vérité si je peux me permettre de m'exprimer ainsi. Expérimentez-le et vérifiez par vous-même si cela vous intéresse.

Claire dit aussi : *« Quand je suis chez moi, je ne voudrais pas penser au travail. Et quand je suis au travail je voudrais pouvoir me concentrer. Je voudrais être plus détendue, plus à l'aise »*. Cet objectif est réalisable parce qu'il dépend entièrement de Claire. Je rappelle encore et encore que « réalisable » ne veut pas dire « facile ». Cet objectif n'est peut-être pas réalisable aujourd'hui, ou même demain. Il demande du temps, de la patience, de la persévérance, mais il est possible.

Maintenant que nous avons clarifié les objectifs de Claire, voyons ensemble les étapes suivantes.

Notre premier réflexe est d'agir. Qu'est-ce qu'il faut faire ? Quelles sont les actions à mettre en place ?

Reconnaissez la réalité telle qu'elle est réellement

Dans la situation réelle, Claire n'ose pas dire ce qu'elle ressent à ses interlocuteurs, elle n'ose pas exprimer ses besoins, elle n'ose pas formuler une demande. Alors, que se passe-t-il ? Elle prend sur elle, comme elle dit. Elle rumine. Elle se « ronge » intérieurement. Quand la tension est trop forte, tous les six mois, elle explose ! C'est-à-dire qu'elle répond avec beaucoup d'agressivité à une demande toute simple d'une collègue par exemple. Mais les choses ne s'arrêtent pas là ! Ensuite elle s'en veut, elle culpabilise. Comme sa collègue l'a très mal pris, que des tensions entre elles s'en sont suivies, elle décide alors de ne plus rien dire, jusqu'à la prochaine explosion incontrôlée.

Avant d'agir sur la situation extérieure, il est d'abord nécessaire de vérifier notre vision de la situation. « Est-ce que je vois la situation telle qu'elle est ou suis-je aveuglée par l'émotion ? » La situation comprend le contexte, les personnes impliquées et moi-même. Il est important de voir ce qui est sûr à 100 %, c'est-à-dire les faits. Ce qui est sûr à 100 % concerne la situation extérieure d'une part et d'autre part, mon vécu intérieur. Il est donc important aussi de voir mes projections, mes interprétations, mes identifications, mes peurs.

Si Claire agit sans s'interroger sur sa vision de la situation, c'est-à-dire repérer ses projections et ses croyances fausses, il est fort probable qu'elle intervienne soit avec emportement et agressivité auprès de ses interlocuteurs, soit sous la forme d'une plainte : « Pauvre de moi, regardez comme vous me maltraitez en me demandant mille choses à la fois ! » Son comportement entraînera ainsi d'autres comportements d'agressivité ou de domination ou de soumission ou/et de culpabilité. Bref, elle n'atteindra pas son objectif de se sentir respectée et de travailler sereinement.

Donc, quand je suis dans une situation difficile, si je ne suis pas trop emporté par les émotions fortes, il me sera très profitable d'observer la situation externe : les faits concrets, précis et la situation interne : mes intentions, mes objectifs, mes besoins, mes émotions, puis, de décider de l'action à entreprendre.

Clarifiez vos priorités

Claire nous dit : *« On nous demande de faire mille choses à la fois : je dois répondre au téléphone, en même temps, un patient est en face de moi et continue à me parler, un médecin me demande une information, un autre, de prendre un rendez-vous et dans cinq minutes, je dois avoir fini de compléter un dossier ».*

Se poser des questions simples permet d'éclaircir ses objectifs :

- Est-ce plus important pour moi de donner une bonne image de soignante gentille et docile ou de travailler en étant en accord avec moi-même ?
- Est-ce plus important pour moi de ne pas laisser de travail à mes collègues ou de rentrer à l'heure pour être disponible à ma famille ?

Se fixer des priorités implique de faire des deuils, de lâcher des représentations, des a priori, des idées qui ne m'appartiennent pas, des désirs du passé qui ne correspondent plus à ce que je suis actuellement. Je peux ainsi décider à quoi je dis oui et à quoi je dit non. Dit autrement, il s'agit d'adopter une position d'adulte. L'enfant veut tout et tout de suite. Se fixer des priorités, c'est accepter de ne pas tout avoir pour aller vers ce qui est essentiel pour moi aujourd'hui.

Claire nous dit que, dans la même situation que celle qu'elle a exposée, sa collègue n'est pas stressée. En interrogeant cette dernière, Claire découvre sa méthode de travail : sa collègue décide de ses priorités en fonction des évolutions. Elle se coule dans le flot des événements de la vie du service. À chaque instant, elle fait des choix. Dans l'exemple de Claire, elle peut décider de finir sa communication téléphonique, tout en faisant signe au premier médecin qu'elle en a pour une minute et en souriant au patient pour lui montrer qu'elle ne l'a pas oublié. Puis, elle décide de donner l'information au médecin car la réponse est rapide. Elle note par écrit qu'elle doit fixer un rendez-vous pour l'autre médecin et elle finit l'entretien avec le patient après lui avoir demandé de l'excuser pour l'interruption. Elle rend le dossier complété vingt minutes plus tard car il n'était pas réalisable de le remettre plus rapidement avec les moyens qu'elle avait à sa disposition. À la fin de la journée, elle est satisfaite en constatant tout ce qu'elle a pu réaliser. Elle a « adhéré » aux mouvements continuels de la vie du service en acceptant de différer une réponse ou le traitement d'un dossier parce que ces adaptations et ces prises de décision sont inhérentes à ce poste. Ces interlocuteurs voient qu'elle travaille calmement, avec assurance et rapidité, sans hésitation ni précipitation. Elle inspire la confiance. Si certains expriment leur mécontentement, elle les accueille et les fait patienter par un sourire, un geste apaisant, une parole ferme et posée.

Vérifiez vos croyances

L'homme est ce qu'il croit.

Anton Tchekhov

Nos croyances prennent naissance à partir d'une expérience, souvent douloureuse, dont nous avons déduit une généralité. Par exemple, collégienne, j'ai demandé un jour de l'aide à une camarade. Elle s'est moquée de moi devant tout un groupe d'élèves. J'en ai ressenti une profonde honte. J'en ai conclu que dans la vie, il faut se débrouiller seule. Demander de l'aide est dangereux. J'en ai tiré une règle de conduite que je ne remets pas en question.

Nos croyances nous enferment inconsciemment dans une vision de la réalité qui nous limite dans nos choix. Notre capacité d'adaptation aux changements de la vie en est diminuée. Nos croyances créent un filtre déformant entre notre regard et la réalité elle-même.

Les croyances destructrices ou épanouissantes

Nos croyances sont des représentations internes cohérentes de nous-mêmes et du monde, établies comme des dogmes, des principes qui orientent nos choix et dirigent nos actions. Les croyances peuvent induire des effets négatifs sur notre existence. Par exemple, si un enfant est convaincu qu'il n'est pas intelligent, il est peu probable qu'il fasse des efforts pour apprendre ou résoudre un problème puisqu'il pense qu'il n'en a pas les capacités. Il s'attend à un échec donc il ne mobilisera pas les ressources de son cerveau.

« Un bon indice pour repérer une croyance inconsciente : les scénaris à répétition. Si vous vous retrouvez régulièrement dans le même genre de situations qui vous déplaît, vous agace ou vous révolte, vous êtes peut-être piégés dans une croyance. »' D'Ansembourg T. *Être heureux, ce n'est pas nécessairement confortable.* Éditions de L'Homme, division du Groupe Sogides inc., filiale du Groupe Livre Quebecor Media inc. Québec, Montréal, 2004.

Les croyances peuvent aussi être positives c'est-à-dire sources d'épanouissement. En effet, un enfant qui ne doute pas de ses capacités intellectuelles, mettra en œuvre toutes ses ressources pour résoudre un problème de mathématique. Cela revient à ordonner à son cerveau de trouver la solution. Il accroît considérablement ses chances d'y parvenir.

Les croyances agissent même sur le plan physiologique. Les études sur l'effet placebo d'un produit contenant aucune substance active sont nombreuses. Les infirmiers de nuit ont presque tous observé, dans un certain nombre de cas, l'efficacité d'un verre d'eau sucré donné à un patient qui trouvait difficilement le sommeil et qui croyait boire un somnifère.

Le professeur Jean-François Bergmann de l'hôpital Lariboisière, à Paris explique que « *la façon dont un médicament est donné participe pleinement à l'effet pharmacologique. Il doit l'être avec conviction.* »

Dans les années 1970, Norman Cousins, journaliste américain, affirmait s'être guéri d'une spondylarthrite ankylosante grâce à sa volonté de guérir et sa capacité de gérer son stress et de rire. Il a influencé le monde médical et a enseigné dans des écoles de médecine. Il participa à des études sur des relations psycho-neuro- immunologique. Il disait : *« Les médicaments ne sont pas toujours nécessaires. La croyance en la guérison l'est toujours ».*

Nous avons donc le pouvoir de repérer et remettre en cause nos croyances destructrices et développer des croyances qui nous permettent de donner le meilleur de nous-mêmes et d'atteindre nos objectifs.

« *Les croyances nous permettent de capter les meilleures ressources que nous recelons en nous et de mettre ces ressources au service de la réalisation de nos désirs* ». Anthony Robbins

Pour démasquer vos fausses croyances, écoutez votre dialogue intérieur, portez votre attention sur ce que vous vous dites. Puis reprenez chaque phrase et vérifiez, analysez, remettez en cause la véracité de ces affirmations. Posez-vous des questions comme un chercheur, un scientifique :

- Est-ce exact que les autres devraient savoir ce dont j'ai besoin ?
- Est-ce vraiment dangereux d'exprimer un besoin ou une demande ?
- Suis-je vraiment incapable de dire ce que j'ai à dire ?

Apprivoisez votre peur

On ne peut vivre qu'en dominant ses peurs, pas en refusant le risque d'avoir peur.

Nicolas Hulot

Qu'est-ce que je risque réellement, si je demande à mes collègues ou à un médecin de patienter quelques secondes ?

Si je n'ose pas exprimer une demande, c'est qu'une peur inconsciente se cache dans le labyrinthe de mon psychisme, même si cette émotion me paraît irrationnelle. Repérer, prendre conscience de cette peur, la mettre à jour pourra m'aider, soit à dépasser cette peur, soit à agir avec cette peur : « J'ai peur, je ressens cette peur dans mon corps, ma gorge est serrée, mon estomac est noué, ma bouche est sèche. Je prends ma peur sous mon bras et je fais avec elle ce que j'ai à faire, ce que j'ai décidé de faire. Ce n'est pas confortable. Si j'avais le pouvoir de faire disparaître ma peur, je le ferais. Mais ici et maintenant, je n'ai pas ce pouvoir. Je le constate sans me juger. Aujourd'hui, je ne sais pas d'où vient cette peur. Mais je décide de ne pas être mené par la peur. J'agis avec ce que je suis. Je vais parler au médecin peut-être en hésitant, en bafouillant mais j'aurai la satisfaction d'avoir osé m'exprimer, de dire ce que j'avais à dire. Je me serai respecté moi-même. Et cela a une valeur inestimable. En agissant, je remets en cause ma croyance que je ne suis pas capable de m'exprimer ou qu'il est très dangereux de poser des limites. Peu à peu, je n'aurai plus peur d'avoir peur. Je sais que je peux agir avec la peur. Enfin, je vais découvrir que la peur diminue d'elle-même si je ne m'y oppose pas. La peur, comme toute émotion, si elle n'est pas refoulée et si elle n'est pas entretenue par des pensées, elle s'exprime, de l'énergie est dépensée, elle décroît et disparaît ».

Clarifiez votre intention, vos désirs, ce qui est important pour vous par des questions simples

- Ai-je envie d'exprimer que je suis très en colère à mes interlocuteurs, en acceptant d'assumer les conséquences possibles ?
- Mon intention est-elle d'améliorer les relations professionnelles ?
- Mon objectif est-il de travailler posément, à mon rythme, en faisant tout mon possible pour bien faire mon travail ?
- Mon souhait est-il de diminuer mon état de tension intérieure ?
- Mon désir est-il d'être plus disponible à ma famille, et donc de penser à autre chose qu'au travail quand je suis chez moi ?

Un grillon à New York

Un ethnologue new-yorkais reçoit un jour à Manhattan un de ses vieux amis sioux. Et comme à grand-peine ils cheminent dans la cohue des gens, des voitures hurlantes, des gyrophares policiers, bref dans l'ordinaire boucan d'une avenue crépusculaire à l'heure de pointe, le Sioux s'arrête soudain au coin d'une rue, tend l'oreille et dit :

- « Tiens, j'entends un grillon. »
- Son ami s'étonne.
- « Un grillon ? Laisse tomber, mon vieux, tu rêves. Entendre un grillon, à New York, dans ce vacarme ?
- Attends », dit l'autre.
- Il va droit à l'angle d'un mur. Dans une fente de béton poussent des touffes d'herbe grise. Il se penche, puis s'en revient. Au creux de sa main, un grillon.
- « Alors ça, bafouille l'ami, abasourdi, c'est incroyable. Une ouïe fine à ce point-là, c'est un truc de sorcier ou quoi ?
- Pas du tout, répond le Sioux. Chacun entend ce qui l'habite et ce qui importe dans sa vie. Facile à démontrer. Regarde. »
- Il sort quelques sous de sa poche et les jette sur le trottoir. Tintements brefs, légers, fugaces. Dans la bousculade autour d'eux, tandis que les voitures, au feu du carrefour, klaxonnent, démarrent, rugissent, dix, quinze têtes se retournent et cherchent de l'œil, un instant, ces pièces de monnaie qui viennent de tomber.
- « Voilà, c'est tout », dit le Sioux.

Henri Gougaud, revue *Nouvelles clés*

Examinez ce qui est prioritaire pour vous aujourd'hui, ce qui est vraiment important et qui aura un impact patent à plus long terme pour vous et votre entourage.

Demandez-vous ce que vous pouvez faire de simple et facile qui soit en accord avec vos besoins et vos valeurs dans cette situation et…

Agissez. Posez un acte, si modeste soit-il

La joie est dans l'action, pas dans la planification.

Swami Prajnanpad

J'ai des amis qui ont suivi une psychanalyse ou fait une psychothérapie et cela pendant des années car le travail de connaissance de soi demande du temps et de la persévérance. Cette recherche leur a permis de prendre conscience de leurs croyances inconscientes et limitantes, ils en connaissent l'origine, les causes. Ils ont repéré leurs émotions refoulées, ils les ont exprimées. Mais leur existence n'a pas vraiment changé, entraînant frustration et déception. En fait, l'expérience montre (la mienne et celle observée chez les autres) que la prise de conscience et la connaissance de l'origine des difficultés peuvent être aidantes mais elles ne sont pas suffisantes. L'action est indispensable pour réellement changer. Tenter, expérimenter et en tirer la leçon ! Par exemple, supposons que je n'ose pas exprimer mes besoins ou mes limites comme Claire. Je décide de poser un acte : je vais parler à un collègue ou un médecin qui ne m'impressionne pas trop et dans une situation facile. Puis, je renouvelle l'expérience plusieurs fois. Je constate à chaque fois, le plus consciemment possible, que rien de grave ne m'est arrivé. Qui plus est, je remarquerais peut-être que ce médecin manifeste, depuis, plus de considération pour moi. Je vais ainsi limer, écorner, raboter cette croyance. Elle finira peut être par périr de sa belle mort sans tambour ni trompette !

Les trois comportements face au stress

Selon Henri Laborit

Les animaux et l'homme sont obligés d'agir sur l'environnement pour survivre. Ils se déplacent grâce au système nerveux.

L'évolution des espèces est très conservatrice. Le cerveau est constitué de trois niveaux. Le premier est le cerveau reptilien. Il permet la survie immédiate : boire, manger, se reproduire. Nos pulsions sont toujours celles très primitives du cerveau reptilien.

Chez les mammifères et chez l'homme, le deuxième cerveau s'ajoute au premier. C'est le cerveau de l'affectivité c'est-à-dire de la mémoire.

« Si nous n'avions pas de mémoire, nous n'aurions pas d'émotion. Nous pouvons presque dire qu'un être vivant est une mémoire qui agit. »

Le cortex cérébral, ou cerveau associatif, constitue le troisième cerveau. Chez l'homme, il est très développé.

« Il associe les voies nerveuses qui ont gardé la trace des expériences passées. Il les associe de façon différente de celles où il a été impressionné par l'environnement au moment même de l'expérience. C'est-à-dire qu'il va pouvoir créer un processus imaginaire. »

Ces trois étages du cerveau devront fonctionner ensemble.

Au début de l'existence d'un enfant, le cerveau est immature. Les expériences des premières années sont indélébiles. Elles auront des conséquences considérables.

« Ce qui pénètre dans notre cerveau depuis notre naissance, ce sont les autres. Nous ne sommes que les autres. Les autres construisent notre cerveau. Les deux premiers cerveaux fonctionnent de façon inconsciente. Le troisième donne un

▷

▷

langage explicatif du fonctionnement inconscient des deux premiers. L'inconscient est comme une mer profonde. Le conscient est l'écume ; c'est la partie superficielle. »

L'animal, comme l'homme, réagit face à une situation de stress par trois comportements possibles :

- La fuite : il évite la source de stress.
- L'inhibition de l'action : s'il ne peut pas fuir, il subit le stress ou la punition. Si l'inhibition se prolonge, des perturbations biologiques vont entraîner l'apparition de pathologies (maladies psychosomatiques, problèmes cardio-vasculaires, infections, troubles mentaux, agressivité sur soi-même).
- La lutte : il n'évite pas forcément la source de stress mais il agit.

Un rat de laboratoire exposé à une situation de stress est en parfaite santé s'il peut fuir ou se battre. Par contre, c'est l'inverse s'il est dans l'inhibition de l'action.

Chez l'homme, les lois sociales interdisent la violence. Par ailleurs, l'agressivité est rarement fructueuse mais elle est explicable sur le plan du système nerveux. Face aux situations de stress, l'être humain a tout intérêt, pour sa santé, à apprendre des stratégies d'actions respectueuses des autres et de lui-même.

« La socio-culture dirige nos actes et fait notre personnalité avec un bric-à-brac de systèmes de valeur, d'a priori, de lieux communs, qui deviennent de plus en plus rigides avec l'âge. Si une pierre s'écroule, tout l'édifice s'écroule d'où les meurtres, les guerres, les génocides pour les groupes sociaux pour faire face à l'angoisse. Tant qu'on n'aura pas diffusé très largement aux hommes de cette planète comment fonctionne leur cerveau, comment on l'utilise – c'est toujours pour dominer l'autre –, il y a peu de chance que quelque chose change. »

D'après *Mon oncle d'Amérique* (film d'Alain Resnais, 1980).

Décidez et positionnez-vous clairement

Un jour, en formation, une jeune aide-soignante nous explique qu'elle ne sait pas dire « non ». Quand une collègue lui demande de l'aider, elle dit « oui » et le fait même si elle-même est surchargée de travail. Quand son cadre lui demande de revenir sur un de ses jours de repos, elle dit « oui » même si elle avait prévu une promenade avec des amis. Un patient lui demande de refaire son lit quatre fois dans la matinée, elle s'exécute. Elle rumine toute la journée. Elle nage dans des sentiments de frustration et de ressentiment. Pendant les deux premiers jours de formation, elle prend conscience de ses croyances et de ses peurs et s'engage vis-à-vis d'elle-même à agir d'ici la prochaine session. Elle revient un mois plus tard en séminaire, radieuse. Elle nous annonce que sa vie a changé. Ses collègues et son cadre ne la reconnaissent plus. Elle a découvert le pouvoir du « non » et elle s'en sert ! À toutes les demandes qui lui ont été formulées pendant un mois, elle a répondu triomphalement « NON ». Je l'ai félicitée, avec un sourire un peu tendu (!) d'avoir agi sur ses vieux conditionnements et d'expérimenter courageusement le « non ». Je lui ai demandé de ne pas donner mon nom à son cadre ! Elle a répondu... Je lui ai proposé de passer à l'étape suivante :

Choisissez ce à quoi vous dites « oui » et ce à quoi vous dites « non ».

Par exemple, un médecin me demande de lui remplir un dossier.

J'analyse les faits sans interprétation et jugement.

Je discrimine ce qui me concerne et ce qui ne me concerne pas : est-ce à moi de le faire ou n'est-ce pas à moi ? Si ce n'est pas à moi, je décide de le faire ou de ne pas le faire. Si c'est à moi de le faire, est-ce le moment ou puis-je le faire plus tard ? Si c'est le moment, ai-je les moyens de le faire ? En ai-je le temps ? Ou dois-je redéfinir les priorités dans ce que je suis en train de faire ?

Claire, notre infirmière, a découvert par l'expérience qu'elle pouvait dire beaucoup plus souvent qu'elle ne l'imaginait : « Oui, docteur W, je complète le dossier de telle patiente et je vous l'apporte dès que possible » ou « Oui, je complète le dossier de telle patiente et je vous l'apporte. Vous l'aurez en fin de matinée au plus tard ». Et elle tenait parole : elle l'apportait quand cela lui était possible, parfois une heure ou deux plus tard et sans que cela porte à conséquence. Si nécessaire, elle négociait le délai.

Il ne s'agit donc pas de dire « non » à tout en bafouant ses valeurs, son désir de bien faire son travail, sa satisfaction d'être efficace, les principes du travail en équipe, etc. Il s'agit d'être cohérent avec la réalité extérieure et sa propre vérité.

Explorez toutes les pistes d'amélioration des conditions de travail

Nous nous sommes centrés sur la dimension du stress et des émotions pour analyser cette situation. Bien évidemment, il ne faut pas oublier les autres aspects :

- *compétences personnelles* : ai-je les compétences professionnelles (savoir, qualités relationnelles, savoir-faire) pour remplir ma mission ? Comment expliquer que ma collègue accomplit son travail efficacement et sans stress excessif ? Dois-je me former dans un domaine particulier ?
- *organisationnel* : doit-on modifier l'organisation de l'accueil ? Une réunion de résolution de problème ou d'organisation de service résoudrait-elle ces difficultés ? Notre travail est-il en adéquation avec le projet de service ?
- *définition de fonction et charge de travail* : dois-je renégocier ma charge de travail avec mon cadre ? Mes missions sont-elles bien définies ? Les médecins et les autres partenaires du service connaissent-ils exactement mon rôle au sein du service ?
- *ergonomie* : dispose-t-on des moyens et du matériel adaptés ? Peut-on corriger la disposition des bureaux, des chaises, de la banque, etc. ?

Erreurs à éviter

- Vouloir faire toujours plus sans remettre en cause son désir de perfection.
- Collaborer dans un service d'accueil ou de consultation et considérer que le patient qui nous interrompt nous empêche de travailler.
- Vouloir que le système d'organisation du service change sans consentir à changer sa propre organisation.

Et inversement :

- Culpabiliser et se sentir dévalorisé de ne pas réaliser dans les temps le travail demandé sans évaluer le plus objectivement possible la faisabilité de la mission.
- Répertorier, à la fin de sa journée de travail, tout ce qui n'a pas été accompli et ne pas lister en détail les tâches, les actions, les missions réalisées.

Points essentiels

- Clarifiez ce que vous voulez, vers quel but vous souhaitez aller.
- Distinguez ce qui dépend de vous et ce qui ne dépend pas de vous afin d'agir efficacement.
- Reconnaissez la réalité telle qu'elle est réellement en constatant les faits.
- Repérez vos croyances et remettez-les en cause. Découvrez votre peur ou toute autre émotion et apprivoisez-la.
- Clarifiez votre intention, vos désirs, ce qui est important pour vous.
- Déterminez ce à quoi vous allez dire « oui » et ce à quoi vous allez dire « non ».
- Agissez. Posez un acte, si modeste soit-il.
- Explorez, en équipe, toutes les pistes d'amélioration des conditions de travail.

Références

Massin C. Sauvegrain I. *Réussir sans se détruire*. Albin Michel, 2006.

Sahler B. *Prévenir le stress et les risques psychosociaux au travail*. ANACT ; 2007.

Bachelard O., Billon Grand J., Debard A., Debout M. *Risques psychosociaux au travail : Vraies questions, Bonnes réponses*. Liaisons ; 2008.

Haubold B. *Les risques psychosociaux : identifier, analyser, prévenir les risques humains*. Eyrolles ; 2008.

David A.M. *Les dessous cachés de l'hopital*. Jean-Claude Gawsewitch, coll Coup de geule ; 2009.

Couturier D., David G., Lecourt D., Sraer J. D., Sureau C. *La mort de la clinique ?* PUF ; 2009.

Bourbonnais R., Gauthier N., Vezina M., Viens C., Durand P. J., Brisson C., Alderson M., Begin P., Ouellet J. P. *Une intervention en centres d'hébergement et de soins de longue durée visant à réduire les problèmes de santé mentale liés au travail*. Pistes ; 2005.

16 Le stress du soignant face au refus de soin du patient

Nos peurs nous amènent à rétrécir.
Yannick Jaulin

Témoignage

Ludivine est kinésithérapeute. Elle travaille dans un service d'orthopédie. Elle parle vite, avec beaucoup de gestes. Sa respiration est saccadée. Pendant qu'elle raconte, des tâches rouges apparaissent sur son cou. Ses sourcils sont froncés. Elle change souvent de position sur sa chaise. Elle nous dit : « *La semaine dernière, j'ai été confrontée à une situation où je me suis sentie impuissante. Un patient de 28 ans, Fred, est hospitalisé suite à un accident en moto. Il était arrêté à un feu rouge et une voiture est venue le percuter. Il a dû subir plusieurs interventions chirurgicales aux jambes en trois mois. Les médecins l'ont informé que, probablement, il garderait une fragilité. Il ne pourrait plus courir des marathons et faire de la compétition. C'était sa passion depuis cinq ans. Par contre, avec une rééducation intensive, il pourra marcher sans problème. Depuis une semaine, il ne vient aux séances de rééducation qu'une fois sur deux et encore ! Pendant les séances, il est très passif. Je lui ai demandé pourquoi il ne s'investissait pas plus. Il m'a répondu : "Ma vie est pourrie, je n'ai que des emmerdements, je ferai de la rééducation quand je sortirai de l'hosto. Je suis maintenant qu'un bon à rien. Vous êtes très gentille mais vous ne pouvez rien faire pour moi. Je voudrais qu'on me foute la paix".*

Ce patient m'a beaucoup stressée. Il est intelligent, il a du potentiel, il a sa vie devant lui, il doit se battre ! Je lui ai dit qu'on allait travailler ensemble, qu'on verra vite des résultats, que j'étais là pour l'aider, qu'on allait y arriver, qu'on allait réussir ; il disait oui et le lendemain, il ne venait pas. Je ne sais plus quoi faire ».

Analyse, objectifs et pistes d'actions

Dans le chapitre 4, le témoignage présente un patient qui refuse la chimiothérapie. Nous avons recherché des pistes d'actions pour accompagner le patient.

À travers l'exemple de Ludivine, notre personnage central n'est plus le patient (s'il vous plaît, ne lui dites pas si vous le connaissez) mais la soignante.

Nous allons nous intéresser au versant « gestion du stress et des émotions » de la soignante. Le versant « accompagnement et soin du patient » est dans l'ombre mais il n'est pas oublié puisqu'il est éclairé dans la partie 1.

Pour mieux comprendre la difficulté de Ludivine, nous allons lui poser quelques questions.

– « Que ressentez-vous en repensant à cette situation ?
– Je me dis que je ne vais pas baisser les bras, que si je le rencontre dans le couloir, je lui demanderai pourquoi il n'a pas fait ce qu'il avait dit. J'irai le chercher dans sa chambre s'il le faut.
– Et que ressentez-vous ?
– Je me dis que c'est trop bête ! Je suis là pour l'aider et je n'arrive à rien avec lui ! Pourtant il m'est sympathique.
– Qui, dans votre propre histoire, se bat dans la vie, fait des efforts pour surmonter les épreuves, ne baisse pas les bras, affronte les problèmes ? »

Silence. Après quelques hésitations…

– « Moi ! La vie n'a pas été facile pour moi et je me suis toujours battue et j'ai réussi à m'en sortir ! Je n'ai pas attendu qu'on vienne m'aider !
– Dans la situation que vous nous exposez, qui ne veut pas lâcher le morceau, qui veut réussir ? Vous ou Fred ?
– Moi !
– Si vous aviez une baguette magique, que voudriez-vous pour Fred ?
– Qu'il s'acharne pour retrouver rapidement ses capacités !
– Que veut Fred ?
– Qu'on lui foute la paix ! »

Prendre conscience et ressentir dans le corps nos émotions

Avez-vous remarqué que lorsque je demande à Ludivine ce qu'elle ressent, elle répond en décrivant ce qu'elle pense. Ludivine semble coupée de ses sensations et de ses émotions comme si elle n'y avait pas accès.

Le ressenti peut être les sensations physiques : « Je ressens une tension dans les épaules » ou « je ressens une boule dans l'estomac » ou « J'ai la gorge serrée » ou « je ressens une grande détente dans le corps » ou « ma respiration est courte et saccadée » ou « je ressens de la lassitude »…

Le ressenti peut être émotionnel : « Je suis un peu triste » ou « je ressens de la colère » ou « je ressens de l'irritation »…

Les émotions et les tensions ressenties ont pour rôle de nous alerter sur notre état de stress. Émotions et tensions nous informent d'un déséquilibre interne.

Si l'alarme de votre voiture se déclenche en pleine nuit, vous comprenez qu'un danger potentiel la menace et que vous devez agir. Les sensations corporelles et les émotions sont nos alarmes physiques, physiologiques et énergétiques. Si nous entendons l'alarme de notre voiture, nous tendons l'oreille. Si des tensions se manifestent dans notre corps, la plupart du temps, nous faisons la sourde oreille. L'alarme doit être forte et invalidante pour que nous l'entendions. Lorsque nous en prenons conscience, soit nous n'en tenons pas compte : « J'ai mal au dos (j'en ai plein le dos), j'ai l'estomac noué mais ça passera ! », soit nous en tenons compte mais notre action est mal orientée : « Je vais boire un café et je serai reboosté », « je prends un médicament et je n'aurai plus mal », « quand je suis énervée, je regarde la télé, je ne pense plus et après, ça va mieux ». Je prends un somnifère pour ne plus entendre l'alarme de la voiture et surtout ne pas voir que des mains expertes la font disparaître en pièces détachées ! Autrement dit, je m'anesthésie mais je ne traite pas le problème.

Si nous n'agissons pas efficacement aux premiers signes, les tensions se transforment en stress chronique.

Exprimer nos émotions à une tierce personne

Ce qui ne s'exprime pas par des mots s'imprime, se répète et s'exprime par des maux.

Anne Ancelin Schützenberger

Dans le mot « expression », il y a « ex » qui signifie à l'extérieur et le terme « pression ». Le fait d'extérioriser mon vécu intérieur m'aidera à évacuer la pression et à m'en libérer.

Nous avons demandé à Ludivine ce qu'elle ressentait dans cette situation en lui proposant de « lâcher » sa tête et de « descendre » dans les sensations de son corps.

Sa réponse : *« Je ressens de la chaleur et une tension dans le ventre. Son comportement m'a beaucoup agacée. En y regardant de plus près, je ressentais même de la colère contre lui. Quelle frustration ! Je ne savais plus quoi faire. Quand j'y pense, je me sens impuissante à l'aider ! Je suis découragée. »*

En parlant de ses émotions, Ludivine parle plus lentement. Son regard est baissé comme si elle recherchait au cœur d'elle-même les réponses. Ses mains – papillons de tout à l'heure –, se sont posées. Son émotion est maintenant perceptible. Elle nous dira, plus tard, que le simple fait d'exprimer ce qu'elle ressentait lui a fait du bien. Elle se sentait fatiguée comme si une grande tension était tombée. Elle dira aussi que c'était inconfortable pour elle de parler de ses émotions, qu'elle n'en a pas l'habitude. Mais elle a vu, clairement vu et perçu dans son corps, à quel point cette situation l'avait affectée.

Mettre des mots sur mes émotions m'aidera à reconnaître et à accepter ce que je suis. Certaines personnes se fixent comme objectif de ne plus se mettre en colère ! C'est le meilleur moyen de se remettre en colère !

Si je souhaite être en paix avec moi-même, la première règle est de ne pas entrer en conflit avec moi-même ! Comment comprendre la colère des autres si je n'accepte pas ma propre colère ? De toute façon, ai-je le choix ? Ai-je le pouvoir de ne plus me mettre en colère ? Non ! Sinon je ne me mettrais plus en colère. Donc que puis-je faire d'autre que de reconnaître les faits, la réalité ? « Dans certaines situations, je n'ai pas pu faire autrement que de me mettre en colère et probablement cela se reproduira. OK, puis-je m'accepter tel que je suis ? Je pourrais alors, dans un second temps, tenter quelque chose, une action à l'avenir pour changer ce qui ne me convient pas. »

Plus je refuse d'être en colère, de me laisser emporter par l'énervement, plus je donne du pouvoir, de l'énergie à la colère. Peut-être vais-je pouvoir la réprimer, la contenir mais elle s'exprimera plus tard avec plus d'intensité.

Si je ne peux pas parler à une tierce personne, je peux aussi écrire mes émotions, mes ressentis, mes perceptions pour moi-même. Je peux encore inventer mille moyens pour me libérer des tensions suite à une situation de stress : crier seul dans ma voiture ou face à la montagne, taper sur un coussin, jeter des pierres dans la rivière, pleurer, rire.

La lettre symbolique

La lettre symbolique consiste à écrire à une personne en lui disant tout ce que j'ai sur le cœur la concernant, sans m'autocensurer. Je m'autorise à tout dire, tout exprimer : la colère, la peur, le ressentiment, la rage, la déception. Ce peut être aussi un message de reconnaissance, de tendresse, d'amour que je n'ai pas osé dire ou pas pu dire (par exemple, si la personne est décédée). Je laisse ma main écrire ce que mes « tripes » lui dictent, sans l'intervention ou le moins possible de ma « tête » avec son florilège de jugements, d'a priori, de morale. La lettre rédigée, je la relis, à voix haute puis, je la déchire et je la jette ou je la brûle. Je choisis un rituel qui a un sens symbolique pour moi. Je n'envoie pas cette lettre qui a été écrite pour me libérer de l'emprise des pensées et des émotions. Si j'en ressens la nécessité, je peux ensuite, réécrire une seconde lettre à la personne en tenant compte de ce qu'elle peut entendre et comprendre et la lui remettre.

Mettre à jour nos processus d'identification

Ludivine a pris conscience d'autres mécanismes en elle : elle projetait sa propre histoire sur celle de cet homme. Toute autre attitude que celle qu'elle-même avait adoptée, lui paraissait insupportable. Elle n'était alors plus en capacité d'entendre vraiment ce patient, de comprendre ses mécanismes de défense et d'adapter des solutions créatives et évolutives comme elle savait le faire avec ses autres patients. Plus elle se campait dans une volonté de convaincre son patient d'être dynamique et optimiste et plus ce dernier se montrait passif et résigné.

Ne pas en faire une histoire personnelle

Autre prise de conscience pour elle : elle interprétait inconsciemment le manque de rigueur du patient dans sa rééducation comme un échec personnel. Elle n'était pas capable, en tant que professionnelle, d'aider un patient. Pour elle, ce patient lui disait par son comportement qu'elle était inutile, incompétente.

Elle était restée de longues années sans activité professionnelle. Elle avait repris des études de kinésithérapie. Elle avait dû trimer très dur pour financer ses études. Elle n'avait pas peiné autant pour s'entendre dire qu'elle était inutile et incompétente !

Elle, elle aurait bien aimé être soutenue, encouragée, conseillée pendant ces années difficiles. Ce patient était entouré, aidé, accompagné et il refusait toute aide ! C'était inacceptable pour elle !

Repérer nos **aspirations inconscientes réveillées par le comportement des autres**.

À plusieurs reprises, pendant ces années difficiles, Ludivine avait eu envie d'abandonner. Pour ne pas craquer, elle s'était interdit de se plaindre.

Pause !

Cher lecteur, lorsque vous êtes téléspectateur, vous avez le « privilège » de disposer d'une pause de publicité au cœur d'un film à suspens. Patrick Le Lay, PDG de TF1, dirait : « *Ce que nous vendons à… c'est du temps de cerveau humain disponible* ».

Cher lecteur, je vous offre une pause mais dans un but inverse : je vous propose un temps de réflexion personnelle.

Je vous invite à vous poser la question suivante : « Quel comportement je ne supporte pas chez les autres ? »

Avez-vous la réponse ?

Ensuite : « En quoi suis-je concerné par ce comportement ? »

Et : « Est-ce que je m'autorise moi-même à avoir ce comportement ? »

La réponse est en générale « non ». S'il vous plaît, répondez « non », sinon mon explication s'en trouve compliquée !

Je vais poursuivre en prenant un exemple personnel. Je me permets quelques confidences car vous me connaissez un peu après avoir lu plus d'une centaine de pages de ce livre. Je n'ai pas supporté, pendant des années (j'ai encore parfois un peu de mal), les personnes qui parlent fort et qui se font remarquer. Moi-même, je n'aimais pas me faire remarquer du fait de ma timidité. J'ai compris que je ne supportais pas chez autrui ce qu'il se permettait de faire et que moi-même je ne m'autorisais pas. En fait, une partie de moi, inconsciente, aurait aimé se faire remarquer mais je ne pouvais pas me l'avouer.

Ludivine aurait bien aimé parfois baisser les bras pendant ses études mais elle ne se l'est pas autorisé. Elle ne s'est pas non plus permis de se plaindre. Elle ne supporte pas les personnes qui se plaignent.

Ludivine ressent une tension extrême avec ce patient, injustifiée rationnellement. En fait, elle aurait envie parfois d'aborder son activité avec plus de détente, plus de souplesse, et même de fantaisie. Mais rapidement elle chasse cette idée, confondant détente et défaitisme. Elle s'investit à 110 % dans son métier.

Plus je refoule un désir inconscient, et plus je me rigidifie dans mes comportements. Et quelle énergie dépensée ! Un mécanisme de défense comme le refoulement mobilise beaucoup d'énergie. À mon insu, deux aspects de moi se combattent : celui qui veut que je me fasse remarquer et celui qui veut que je passe inaperçue ou celui qui veut réussir coûte que coûte et celui qui veut se détendre et se faire plaisir.

Pour terminer, Ludivine se place dans une position en miroir avec le patient. D'une part, elle exige que son patient prenne sa vie en main et se batte contre son handicap. D'autre part, elle exige d'elle-même de se battre pour convaincre et soigner son patient. Si elle lâche, elle donne raison à son patient: la lutte est inutile, il n'y a rien à faire ! Enfin, son message ressemble à une double contrainte : « Faites ce que je vous dis, prenez-vous en main ! » Pour se prendre en main, le patient doit décider par lui-même. Il doit être actif. S'il obéit aux consignes, il est passif.

Repérer les signes d'un surinvestissement

Si par exemple, je remarque que je consacre beaucoup plus de temps, d'énergie (sous-entendu d'émotions) que d'ordinaire, à un patient, sans tenir compte de l'ensemble des besoins du service, des autres patients et de ma propre fatigue, je peux m'interroger sur ma vraie motivation à faire cela. Le risque de ce surinvestissement est d'en vouloir, même inconsciemment, au patient de ne pas être reconnaissant : « après tout ce que j'ai fait pour lui… »

Quand vous vous « surprenez », c'est-à-dire quand vous prenez conscience, que vous consacrez (étymologiquement « rendre sacré ») beaucoup de temps et d'attention à un patient, vous pouvez vous poser les questions suivantes :

- Comment je me sens auprès de ce patient ?
- Quelles émotions je ressens en sa présence ?

- Ce patient me fait-il penser à quelqu'un ? À un proche ?
- Suis-je bien « situé » dans mon rôle auprès de lui ? »

Les réponses à ces questions me permettront de repérer mes projections éventuelles.

Accepter de ne pas comprendre et accompagner sans comprendre

Le comportement d'une personne est dicté (on pourrait ici inventer le verbe « dictateurer ») par son inconscient, par son histoire spécifique et unique. Certains comportements, certaines décisions nous paraissent inadaptés, étranges, absurdes, incompréhensibles. Parfois, la logique de la personne est trop éloignée de mon univers pour saisir le sens de son attitude ou de ses décisions. Je ne comprends pas l'autre mais je peux l'écouter, l'accueillir dans ce qu'il est, c'est-à-dire une personne différente de moi et digne de respect. Il ne s'agit pas de se résigner, de ne rien faire ; il s'agit de reconnaître la réalité : « Je ne comprends pas la décision du patient de ne pas pratiquer régulièrement la rééducation ».

Nous avons tendance à penser que nous ne pouvons aider une personne que si nous la comprenons. Je vous propose d'envisager qu'il est possible d'accompagner un patient sans le comprendre. Je peux l'aider, le soigner, l'accompagner dans ses actions en tenant compte de ses résistances et en respectant mes propres valeurs. Reconnaître la réalité crée une détente intérieure. Ce recul dans l'accueil de la réalité de l'autre peut être perçu inconsciemment par le patient qui se détendra probablement à son tour.

Bien évidemment, comprendre est aidant et surtout, plus confortable. Mais dans certaines situations, malgré nos efforts, nous ne comprenons pas et nous nous sentons impuissants. Par ailleurs, je vous propose d'observer notre propension à juger ce que nous ne comprenons pas.

Entre vous et moi, ce que je vous propose là est aussi envisageable dans la relation de couple, avec les enfants et avec les adolescents.

Erreurs à éviter

- Décider de ne plus jamais se mettre en colère.
- Se fixer un objectif irréalisable.
- Être en colère d'être en colère contre le patient, culpabiliser d'être en colère.
- S'attribuer le pouvoir de changer le point de vue du patient.
- Rechercher la cause de mes émotions à l'extérieur de moi : « Ce patient est buté, il n'écoute rien, il m'a mis en colère. »
- Rationaliser mes émotions, mes comportements, pour ne pas éveiller mon sentiment d'impuissance.

- Remettre en cause systématiquement mes capacités parce qu'un patient refuse mon aide.
- S'acharner en agissant toujours dans la même direction.
- Agir selon la loi du tout ou rien : « Ce patient ne suit pas mes conseils, tant pis pour lui, je ne m'occupe plus de lui. »

Points essentiels

- Prendre conscience de mes émotions, de leurs répercussions dans mon corps et à travers mon comportement.
- Si je suis submergé(e) par les émotions, les exprimer oralement à une tierce personne ou par écrit pour moi-même ou par tout moyen inventé pour ne plus être sous leur emprise.
- Ne pas en faire une histoire personnelle : repérer dans la situation ce qui appartient à l'autre c'est-à-dire ses résistances, ses émotions, ses peurs, ses représentations, ses projections, ses croyances et ce qui m'appartient c'est-à-dire mes résistances, mes émotions, mes peurs, mes représentations, mes projections, mes croyances sur moi-même et sur les autres.
- Repérer mes aspirations refoulées, réveillées par la situation.
- Accepter de ne pas tout comprendre pour soigner et aider un patient.

17 Une démarche pour mieux gérer une situation de stress

La manière dont vous vous sentez ne provient pas de ce qu'il se passe dans votre vie, mais de l'interprétation que vous donnez de ce qui vous arrive.

Antony Robbins

Témoignage : la peur d'arriver en retard au travail

Isabelle, orthophoniste : « *J'amène tous les jours mon garçon de trois ans à l'école avant d'aller travailler. Je stresse souvent à cause des embouteillages. La directrice de l'école ferme la porte à 9 heures. Hier, il pleuvait, les embouteillages étaient plus importants que les autres jours. Pendant le trajet, je m'impatientais de plus en plus. Comme un fait exprès, les feux tricolores passaient au rouge quand j'arrivais à leur hauteur. Une voiture s'est arrêtée devant moi pour déposer quelqu'un. À 8 heures 45, je me suis dit que je ne serai jamais à l'heure à l'école. La porte sera fermée et en plus il n'y aura pas de place pour me garer. J'étais très énervée. Tout s'acharnait contre moi !* »

Et finalement ?

« *Bon, finalement, j'ai trouvé une place, quelqu'un est parti quand je suis arrivée et la directrice a attendu avant de fermer mais quel stress ! Je suis arrivée tendue au travail.* »

Pistes d'actions pour mieux gérer une situation de stress

Prendre conscience du signal et ressentir ce qui se passe en moi

Aucune action ou amélioration sur mon état de stress n'est possible si je ne porte pas mon attention, sans tension, sur les signaux que m'envoie mon corps à travers les sensations et les émotions. Cela demande un entraînement continu et sur du long terme. En effet, je dois désamorcer mon conditionnement à me couper inconsciemment des sensations désagréables. Je développe ainsi une capacité de vigilance fine et subtile qui me permet d'agir efficacement afin de prévenir le stress chronique.

Les signaux perçus sont des sensations physiques et émotionnelles. Nous en avons parlé dans le cas précédent. C'est la base de toute action sur mon état de stress.

Il s'agit donc, dans un premier temps, de prendre conscience d'un changement en moi, souvent plutôt désagréable :

- dans le corps : une tension dans le dos, les épaules, la gorge serrée, l'estomac noué, des palpitations, une transpiration excessive, une respiration accélérée…
- d'ordre émotionnel : une émotion forte ou diffuse, une plus grande émotivité, un malaise diffus…
- à travers mon comportement : des gestes brusques ou répétitifs (pianoter sur la table, me ronger les ongles…), une attitude inhibée, une accélération du rythme de la parole…
- d'ordre intellectuel : des pensées confuses ou répétitives, des oublis, la perte de mots courants (les « trous »), le manque de concentration…

Donc, l'action consiste à faire émerger à ma conscience une sensation qui me signale une tension, un malaise, un déséquilibre intérieur.

Isabelle nous dit, dans son témoignage, qu'elle se sent de plus en plus énervée, tendue au cours du trajet. Mais en fait, elle porte très peu d'attention à ce qu'elle ressent. Ses pensées sont tournées vers la réalité extérieure : les embouteillages, l'heure, la directrice de l'école, la porte… Ce sur quoi elle ne peut pas agir.

Si elle ne veut plus être esclave de son stress et des événements extérieurs, elle peut donc se recentrer, rechercher dans quelle partie du corps elle ressent l'énervement, juste sentir, sans jugement ou commentaire. Si l'émotion n'est pas contenue ou refoulée ou alimentée par les pensées, elle va rapidement ou progressivement s'évanouir. Si elle persiste, elle peut l'extérioriser comme je l'ai indiqué dans la situation précédente. Cela soit immédiatement, si la situation le permet, soit plus tard dans la journée, lorsqu'elle sera seule. Il est possible de donner rendez-vous à son émotion pour la laisser « s'ex-primer ».

Identifier la cause

Lorsque je prends conscience du signal de stress, je peux rechercher ce qui a déclenché la tension, le malaise :

- Qu'est-ce qui s'est passé ?
- Qu'est-ce que j'ai vu ?
- Qu'est-ce que j'ai entendu ?
- Qu'est-ce que j'ai ressenti ?
- Qu'est-ce que je me suis dit ?

- Quelles pensées ai-je eues à propos de la situation ? Exemple : « Il n'aurait pas dû… », « Il n'aurait pas fallu… » ou « Ils vont penser de moi que… »
- Quelles pensées ai-je eues à propos de moi dans la situation ? Exemple : « Je devrais… », « Je risque de… »

Communément, nous recherchons la cause à l'extérieur de nous : « Je suis énervée, c'est normal, c'est à cause des embouteillages. S'il n'y en avait pas eu, je ne serais pas tendue. » ou « C'est à cause de la directrice qui ferme la porte de l'école ».

Si Isabelle observe bien ce qui s'est passé ce jour-là, elle va découvrir que c'est sa représentation de la situation qui a provoqué le stress.

La cause de mon énervement n'est pas que le feu soit rouge, mais ma pensée, très souvent inconsciente : « Le feu ne devrait pas passer au rouge quand j'arrive et que je suis pressée, il devrait être vert ! » Autrement dit, c'est le refus de ce que je constate, de la réalité extérieure, qui crée mon émotion. Dans d'autres circonstances, le passage du feu vert au rouge me laisse de marbre. Ce qui déclenche mon irritation, c'est ma représentation de la situation. Isabelle dit : *« Tout s'acharnait contre moi. »* En portant son attention sur ses pensées, Isabelle pourrait découvrir qu'elle se représente la situation comme si elle était au centre et que les évènements se déroulaient en fonction d'elle et avec la volonté de lui nuire. Bien évidemment, Isabelle sait que ce n'est pas la réalité, mais elle émet des pensées comme si elle le croyait. Et ses pensées déclenchent son irritation qui est bien réelle, ses tensions dans le corps qui sont bien réelles, son comportement découlant de ses émotions qui est bien réel, et les conséquences de son comportement qui sont réelles aussi !

Il s'agit donc de prendre conscience de mes pensées, de voir qu'elles sont erronées et qu'elles alimentent mon émotion. Pas de pensée, pas d'émotion !

Voir la réalité intérieure et extérieure telle qu'elle est

Seuls les artistes et les enfants voient la vie telle qu'elle est.

Hugo von Hofmannsthal

Je peux découvrir qu'il est possible qu'il y ait des embouteillages, que je sois probablement en retard et que je puisse rester calme. En étant posé et vigilant, je vais donner le meilleur de moi-même pour faire tout ce qui est en mon pouvoir pour atteindre mon objectif (arriver à l'heure). S'il n'est pas en mon pouvoir d'agir sur la réalité extérieure, je peux toujours reconnaître cette réalité et l'accepter. L'accepter signifie la voir telle qu'elle est, sans jugement ou pensée inutile. Je peux ainsi être calme intérieurement car je suis en phase avec la réalité et non en conflit avec cette réalité qui s'impose, en lutte désespérée, inutile et absurde. Vouloir qu'il soit 8 heures 45 et non 9 heures est absurde ! Vouloir que le feu tricolore soit vert et non rouge devant moi est absurde car il est rouge !

Discerner les faits des interprétations

Pour revenir à la réalité et sortir de ma représentation déformée par mes émotions, je peux me poser des questions simples qui canalisent le flux incessant de mes pensées :

- Quelle est la réalité ? Quelle est la couleur du feu ?
- Qu'est-ce qui est un fait ? Qu'est-ce qui est sûr à 100 % ?
- Suis-je sûre à 100 % que je vais être en retard ? En fait, tant qu'il n'est pas 9 heures, je ne suis pas en retard !
- Suis-je sûre à 100 % que la porte de l'école sera fermée ? Ce n'est qu'une probabilité ! Tant que je ne vois pas la porte fermée de l'école, je ne suis pas sûre qu'elle sera fermée quand j'arriverai !
- Qu'est-ce qui est une interprétation ?

Non seulement je refuse la réalité, c'est-à-dire ce qui a déjà eu lieu (le feu est rouge et je ne peux pas faire qu'il en soit autrement) mais je projette sur le futur une image en la considérant comme un fait sûr et non comme une probabilité : « Vu qu'il est 8 heures 45, et qu'il me reste 5 km à parcourir, que six fois sur dix, il n'y a pas de place pour se garer, il est probable que je serai en retard mais cela n'est pas une certitude. »

Je vous propose un jeu : pendant 24 heures, portez votre attention sur tous les scénarios catastrophe que vous imaginez à partir de quelques éléments de la réalité et qui ne se produisent pas, finalement ! C'est très intéressant de constater l'énergie que nous dépensons à travers ces pensées !

Prenons un exemple. Imaginez-vous dans la situation suivante. Vous marchez dans le couloir, à l'hôpital. Vous croisez un collègue. Il ne vous dit pas bonjour et ne vous regarde pas. Vous lui dites bonjour. Il ne répond pas.

- Que ressentez-vous ?
- Quelles sont vos pensées à son propos ?
- Qu'avez-vous envie de faire ?

J'ai souvent posé cette question à des soignants. Les réponses les plus fréquentes sont les suivantes :

- je suis irrité ;
- je suis énervée ;
- je suis triste ou déçue ;
- je me demande pourquoi il me fait la tête ;
- qu'est-ce qu'il a contre moi ?
- qu'est-ce que je lui ai fait ?
- pour qui se prend-il ?
- il ne me respecte pas ;

• je n'existe pas, je compte pour rien (cette réponse est très fréquente de la part des agents de service hospitalier ou des aides-soignants surtout si la personne qui n'a pas dit bonjour a un grade supérieur, un médecin par exemple).

Autre question : Qu'avez-vous envie de faire ?

Les réponses les plus fréquentes sont :

- je ne lui adresse plus la parole ;
- je l'ignore ;
- je lui dis « bonjour » très fort ;
- je lui demande pourquoi il est fâché contre moi ;
- je ne dis rien, car je n'ose pas. Mais il n'a pas intérêt à me demander quelque chose ;
- je ronge mon frein.

Cette aventure est arrivée à une jeune infirmière. Un médecin travaille depuis peu dans son service. Elle remarque qu'il ne lui dit pas bonjour quand il la croise. Elle est convaincue qu'il la toise, qu'il l'ignore volontairement. Elle est en colère contre lui. Elle dit qu'elle « s'en moque » mais avec beaucoup d'émotion. Puis elle reconnaît qu'elle se sent blessée car elle ne se sent pas considérée. Après un long échange avec ses collègues, elle décide d'en parler au médecin. Son intention est de comprendre son comportement (non pas de lui faire un reproche sans savoir pourquoi il agit ainsi) et de lui exprimer son ressenti. Surtout, elle décide de le faire pour elle-même, pour ne pas subir la situation en étant passive et se percevoir comme une victime, même si de premier abord, elle disait ne pas être touchée par cette situation. En contactant sa réalité intérieure, sans se mentir, c'est-à-dire en acceptant de ressentir, elle a pris conscience que cette situation créait une tension en elle, un malaise. En agissant, même si elle n'obtient pas la réponse qui lui convient, elle aura la satisfaction d'avoir fait ce qu'elle avait à faire et celle d'avoir effectué un geste pour améliorer la relation et ainsi respecter son propre besoin de comprendre et d'être reconnue. Nous reprochons aux autres de ne pas nous considérer mais nous-même, en niant notre besoin, en n'agissant pas, nous ne nous respectons pas. Si j'agis, je me confronte à la réalité des faits, je sors de MON monde avec les projections, les croyances, les peurs et les doutes. Je reviens simplement aux faits concrets : qu'est-ce qui est sûr à 100 % ? C'est qu'il ne m'a pas dit bonjour, que je ressens un malaise et que je ne comprends pas.

Dans la situation réelle évoquée, la jeune infirmière (très belle par ailleurs) a choisi un moment propice. Elle est allée voir le médecin dans son bureau quand il était seul. Elle lui a décrit la situation : « Je vous ai croisé trois fois cette semaine dans le couloir, vous ne m'avez pas dit bonjour ». Elle a décrit son ressenti : « Je suis mal à l'aise ». Elle a précisé son interprétation : « J'ai l'impression que vous m'ignorez volontairement ». Elle a exprimé son besoin : « J'aimerais comprendre ». Elle a formulé une demande : « Pourriez-vous me dire pourquoi vous ne me dites pas bonjour ? ». La suite est véridique. Le médecin est devenu tout rouge, il s'est confondu en excuses ; il lui a expliqué qu'il était nouvellement muté dans le service, qu'il ne connaissait personne, qu'il était intimidé. Il lui a promis de lui dire bonjour la prochaine fois ! La jeune femme n'en revenait pas. Ils ont formé tous les deux une bonne équipe de travail (non, ils ne se sont pas mariés, enfin… je ne sais peut-être pas tout !)

Décider et agir

Tu dois devenir l'homme que tu es et faire ce que toi seul peut faire.

Nietzsche

Isabelle, dans sa voiture, peut décider de continuer d'imaginer qu'elle va arriver en retard, qu'elle n'aura pas de place pour se garer, que la porte de l'école sera fermée, etc. Elle peut aussi décider d'arrêter le processus de ses pensées inutiles car elles ne changent en rien la réalité. Elle peut se demander ce qu'elle peut faire pour augmenter ses chances d'arriver à l'heure. Elle constatera qu'elle ne peut pas modifier la réalité extérieure, elle peut ni empêcher les aiguilles de la montre d'avancer ni pousser les voitures qui roulent devant elle. Par contre, elle peut décider d'agir sur son état interne pour se sentir mieux et plus disponible à elle-même et à son enfant. Elle peut décider de chanter à tue-tête avec son fils. Ainsi elle libère son stress et elle partage un beau moment de complicité avec son enfant. Elle peut décider de rester en silence et de respirer consciemment. Elle peut écouter un disque de musique qui l'inspire. Elle peut aussi décider de maugréer pendant tout le trajet contre la pluie, les embouteillages, la directrice et elle-même.

Autrement dit, c'est à moi, à un moment donné, de décider si je veux être acteur de mon existence. C'est de ma responsabilité. C'est ma liberté. C'est mon droit !

Quelques actions simples et efficaces pour prévenir le stress chronique

Assumons la responsabilité de notre vie et portons un regard neuf sur les choses en développant le calme mental et la force du cœur.

Jack Kornfield

- Respirer amplement (respiration abdominale), consciemment, dix, vingt, trente, cinquante fois dans la journée.
- Pratiquer des activités sportives : marche, vélo, natation, aviron... Marcher le plus souvent possible.
- Pratiquer des activités relaxantes : relaxation, massage, yoga, tai-chi...
- Libérer les tensions : crier seul dans la voiture, taper sur un coussin, jeter des pierres dans la rivière, pleurer, rire.
- Écrire (lettre symbolique).
- Faire l'amour, donner et recevoir de la tendresse.
- S'entourer d'amis, participer à un groupe de parole et d'échange.
- Provoquer des occasions pour rire, voir ou présenter les situations délicates avec humour.
- Développer la capacité d'attention à soi : j'arrête mon activité pendant quelques secondes ou quelques minutes. Je porte toute mon attention sur ce que je ressens dans mon corps. Je prends conscience des tensions et je les détends en expirant calmement et consciemment. Je fais « l'inventaire » des différentes parties du corps plusieurs fois dans la journée : assis au bureau, debout en attendant l'ascenseur, en marchant dans le couloir du service, allongé dans mon lit.
- Méditer, rechercher le calme mental, canaliser les pensées. Le biologiste nord-américain, Jon Kabat-Zinn, a mis au point un programme de méditation de huit semaines nommé MBSR (Mindfulness-Based Stress Reduction) qui permet de faire disparaître ou diminuer au moins de moitié les symptômes de l'anxiété et les douleurs chroniques. La pratique de ce programme agit sur le sommeil, la diminution des douleurs, les défenses immunitaires, les troubles gastriques et intestinaux, entre autres. « *Des facultés de médecine d'université aussi prestigieuses que Stanford, Duke ou Harvard enseignent la MBSR. Les programmes sont remboursés par l'une des principales compagnies d'assurance maladie en Amérique* ».[1]

1 Jon Kabat-Zinn.

Méditer

« Méditer est un état d'esprit… Cela permet de prendre conscience de sa propre existence, de sa pleine présence, dans l'instant, inspiration après expiration, moment après moment.[2]

- Répondre aux besoins vitaux du corps : sommeil régulier, alimentation équilibrée, éviter le tabac, l'alcool, le café et les excitants.
- S'exercer à dormir sur des temps très courts pour se régénérer : la sieste flash de 1 minute, ou 20 minutes maximum.
- Pratiquer des activités créatives (chanter, dessiner, danser, sculpter, décorer…), des activités manuelles ou physiques (jardinage, bricolage, couture…)
- Repérer et réduire les facteurs de stress dans son existence. Par exemple, dans le contexte professionnel, se questionner sur ses sources de plaisir, de satisfaction, ses sources de tensions, de stress. Décider de ses priorités en tenant compte de ses valeurs et agir.
- Avoir des projets personnels, familiaux, professionnels.

Références

Janssen T. *La solution intérieure*. Fayard ; 2006.

Massin C., Sauvegrain I. *Réussir sans se détruire*. Albin Michel ; 2006.

Nunge O., Mortera S. *Gérer ses émotions. Éditions*. Jouvence ; 1998.

Ancelin-Schützenberger A. *Le plaisir de vivre*. Paris : Payot ; 2009.

Kabat-Zinn J. *Au cœur de la tourmente*. De Boeck ; 2009.

Servant D. *Gestion du stress et de l'anxiété*. Masson ; 2007.

Célestin-Lhopiteau I., Thibault-Wanquet P. *Guide des pratiques psycho-corporelles*. Masson ; 2006.

Ricard M. *L'art de la méditation, pourquoi méditer ? Sur Quoi ? Comment ?* Nil éditions ; 2008.

2 T. Janssen, *La solution intérieure*. Librairie Arthème Fayard, 2006.

Conclusion

Il n'y a pas de chemin, le chemin se fait en marchant
Antonio Machado

Cet ouvrage participe à la réflexion de savoir comment soigner en maintenant au cœur des soins les valeurs soignantes : humanité, écoute, respect, prise en charge globale de la personne. « Soigner » est pris dans le sens du verbe anglais *to care*, « prendre soin ». Les infirmières et les médecins apprennent essentiellement à soigner, *to cure* en anglais, c'est-à-dire guérir. Au cours de leurs études, les médecins ont abordé le soin dans le but de guérir, ils ont consacré très peu d'heures à apprendre à soigner dans le sens de prendre soin, d'accompagner. Pourtant, cette dimension est importante, parfois déterminante, dans le processus de guérison. Ceci, sans parler de certaines situations où seul le « prendre soin » est possible parce que la guérison n'est plus envisageable ou parce que le patient est une femme ou un « homme vieux », comme dit Yves Gineste et la vieillesse n'est pas une maladie.

Comment suivre les directives institutionnelles et soigner en respectant son éthique soignante ?

Je rencontre de plus en plus fréquemment des infirmières et des cadres de santé très consciencieux, avec une haute estime de leur métier, qui décident de quitter leur établissement de santé, public ou privé. Ils estiment ne plus pouvoir assurer une qualité de soin respectueuse du patient et de sa famille et travailler en accord avec leurs valeurs soignantes.

C'est, en effet, un exercice de funambule pour le soignant de répondre aux impératifs institutionnels : participer à des réunions concernant une restructuration qui devra laisser sa place à une autre réorganisation quelques mois ou années plus tard sans que la précédente n'ait été évaluée, remplir des statistiques, des documents comptables et administratifs, accueillir un nombre important de patients, réaliser des soins très techniques, etc. Tout ceci en maintenant le cap de la raison d'être d'un soignant dans sa dimension pleine et entière et non amputée de sa part d'humanité.

Une visite dans un EHPAD (Etablissement d'Hébergement pour Personnes Agées Dépendantes) ou une maison de retraite et quelques échanges avec les patients et le personnel permet de mesurer la difficulté du défi.

Selon une étude réalisée par Yves Gineste et son équipe dans des services de long séjour français, les soignants doivent réaliser, en 20 minutes en moyenne, la toilette d'une personne en grande dépendance psychique et physique. La toilette comprend le lever (éventuel car par manque de temps elle est fréquemment pratiquée dans le lit) le déshabillage, le « lavage » le « séchage », l'habillage, les soins de confort et les soins relationnels.

Ils ont également mesuré les durées de communications verbales directes avec les patients grabataires. L'étude montre que les soignants communiquent verbalement avec ces personnes en moyenne 2 minutes par 24 heures.[1]

Quand je questionne les soignants sur leurs sources de motivation et de plaisir dans leur travail, la réponse la plus fréquente est « la relation avec les patients » puis ils rajoutent « mais nous n'avons plus le temps ». Les soignants ont le sentiment de « voler » ces moments d'écoute, comme s'ils ne faisaient pas partie de leur mission.

Il est vrai que la logique de la T2A (tarification à l'activité) repose sur une logique financière de performance qui contraint à quantifier les actes.

Les données en soins infirmiers intégrées actuellement au PMSI (Programme de Médicalisation des Systèmes d'Informations) sont essentiellement de nature quantitative. Elles mettent hors champs la dimension relationnelle des soins : suivi psychologique, accompagnement des familles, écoute.

Il ne s'agit pas d'être pessimiste ou fataliste, bien au contraire. Il s'agit de prendre en compte la réalité des soignants et de maintenir et développer coûte que coûte la dimension humaine, je dirais même humaniste du métier de soignant. Plus la technicité des soins se complexifie, plus la dimension humaine et relationnelle doit être en éveil pour donner du sens à la pratique soignante. « La médecine a pour vocation de soulager la souffrance, de préserver la vie et la dignité humaine, d'accompagner et de ne pas abandonner » dit le professeur Jean-Claude Ameisen, président du comité d'éthique de l'Inserm, en s'appuyant sur la définition de la santé de l'OMS (l'Organisation Mondiale de la Santé) : « un état de bien-être physique, psychique et social ».

Ce livre est une façon de dire à chaque soignant : « vous faites un métier difficile, exigeant, passionnant. Votre entourage personnel a rarement vraiment conscience des situations difficiles, parfois extrêmes auxquelles vous pouvez être confrontés en côtoyant la douleur, la maladie, le handicap, la mort. Et malgré tout, vous avez les capacités en vous d'être un soignant heureux».

Entendre un soignant, fort de 2 ans ou 35 ans d'expérience, les yeux pétillants, sourire aux lèvres, me dire « j'aime mon métier ! J'aime ce que je fais ! » est un plaisir souvent renouvelé, qui me remplit de joie.

Nous avons montré à partir des témoignages exposés dans ce livre que, développer un savoir être, une qualité de présence à l'autre, une compétente

1 Références : Humanitude, comprendre la vieillesse, prendre soin des hommes vieux, Yves Gineste, Jérôme Pellissier ed. Bibliophane 2005

relationnelle, une attention sans tension, une compréhension bienveillante, s'apprend.

Rien n'est acquis une bonne fois pour toute en matière de relations humaines et c'est tant mieux. L'esprit de découverte et d'étonnement attise le désir d'aller plus loin dans la compréhension de son rôle.

Il est proposé dans ce livre de prendre soin de soi et mieux se connaître pour pouvoir prendre soin des patients dans toute leur complexité et singularité.

S'interroger, remettre en question sa pratique professionnelle pour s'enrichir et surmonter les changements constants, sans se sous-estimer ni dénigrer ses capacités et ses compétences, est nécessaire pour faire face aux défis du métier de soignant. Cependant, les instances décisionnelles des établissements de santé ne peuvent pas faire l'économie de réfléchir sur les aspects organisationnels et mettre en place des actions collectives pour prévenir la souffrance au travail.

Être soignant est un jeu d'équilibre instable, passionnant, possible, entre se forger une carapace pour se protéger de la souffrance des patients et « absorber » la détresse des autres au point de s'y perdre, jusqu'à l'effondrement (*burn out*).

L'attitude de bienveillance vis-à-vis de soi, vis-à-vis de l'autre s'apprend. Elle n'est pas innée. Cette amitié envers soi-même demande une certaine maturité, passe par une connaissance de soi : repérer ses « croyances », ses qualités, ses compétences, ses limites.

Tout l'être est en jeu dans le métier de soignant :

- l'intellect, la réflexion, l'analyse, la compréhension,
- l'affect, les émotions, le ressenti,
- le corps qui est sollicité par les soins, qui touche et qui est touché.

Un ami musicien me disait : « je consacre 10 heures par jour à travailler la technique et cela depuis des années car mon but est d'être capable de composer des musiques sans être limité par la difficulté et jouer avec aisance et naturel, en toute liberté ». Contrairement à une croyance très répandue, les techniques de communication n'enlèvent rien à l'authenticité, bien au contraire, les techniques de soins relationnels sont au service de l'authenticité et selon moi, n'ont d'intérêt que si elles corroborent l'intention bienveillante qui la sous-tend.

Les relations humaines ne sont pas obligatoirement, irrémédiablement, en terme de dominant/dominé, d'agression/protection, de supérieur/inférieur : "Je me fais marcher sur les pieds ou j'écrase l'autre, par un regard qui « tue », un geste, une parole « assassine »".

Il est possible de modifier les jeux relationnels, de refuser les relations de pouvoir en se positionnant soi-même différemment, dans une recherche de coopération, de vraie collaboration où chacun à une part égale dans la prise de décision.

Nos systèmes éducatifs, sportifs, politiques, nous conditionnent à entrer en relation sur un mode de compétition, de comparaison, de domination.

L'architecte américain Buckminster Fuller qui a été le premier à concevoir une structure géodésique (une bulle de 76 mètres de diamètre) à l'exposition universelle de Montréal en 1967, disait « Tu ne changeras jamais les choses en combattant ce qui existe déjà. Pour changer les choses, construis un nouveau modèle qui rendra l'ancien obsolète. »

Selon lui, « l'univers c'est l'agrégat de toute l'expérience humaine ». Il parlait d'interrelation et de synergie. Chaque expérience humaine a sa valeur et elle enrichie celles des autres. Tout part de notre représentation du monde et de nous-mêmes.

Les relations humaines oscillent entre :

- le match de boxe : la personne qui tape ou qui crie le plus fort remporte le combat ;
- le match d'aïkido : Il s'agit d'utiliser la force de l'autre pour neutraliser sa tentative d'agression, sans entrer en opposition avec lui et tout en le respectant. Par exemple, utiliser les arguments du patient pour le convaincre de se soigner ;
- la capoeira, danse brésilienne inventée par les esclaves pour imiter les combats qu'ils n'avaient pas le droit d'exercer : on s'affronte avec élégance et sans en avoir l'air ;
- le tango avec ses jeux de séduction, à distances variables, avec l'homme qui mène la danse ;
- le jerk ou le hip hop où chacun danse seul.

Quel est le nom de la danse où l'on mènerait chacun à son tour, où l'on pourrait inclure les autres personnes sans les enfermer, où le souci premier de chacun est de permettre à l'autre de donner le meilleur de lui-même, où chacun a son rôle à jouer sans confusion et sans fusion illusoire, différent et complémentaire, « augmenté » par l'autre comme dit Antoine de Saint Exupéry ?

Vous pensez que je rêve, que je suis dans l'utopie et non dans le monde réel des humains et encore moins celui des établissements de santé.

Je n'en suis pas si sûre ! Nous avons tous vécu des instants, peut-être courts, dans un cadre professionnel ou personnel, où nous avons expérimenté ces relations simples, sincères, respectueuses. Nous pouvons les cultiver avec habileté et patience.

Je vous souhaite des instants heureux sur ce chemin de soi à l'autre.

Si vous voulez contacter l'auteur, vous pouvez lui écrire à l'adresse suivante : myriade-formation.fr.

470876 - I - (2,5) - OSB80 - Thomson

Elsevier - Masson SAS, 62,
rue Camille-Desmoulins
92442 Issy-Les-Moulineaux cedex
Dépôt légal : décembre 2009

Imprimé aux Pays-Bas par Ten Brink